国家职业资格培训教程

U0292007

失智老人照护员

高级理论及技能

编写委员会

主　　任　李红兵
副 主 任　于　欣　蔡　双　曹　静
委　　员　李树丛　吴巧荣　王华丽　姚晓芳　王名宇　郝建超

主　　审　于　欣
主　　编　王华丽　姚晓芳
副 主 编　马　莉　姚　慧

编　　者　（按姓氏笔画顺序排列）

于　欣（北京大学第六医院）　　　　马　莉（北京大学第六医院）
王华丽（北京大学第六医院）　　　　王　婷（北京劳动保障职业学院）
东升新（北京市养老服务职业　　　　江淑一（乐成老年事业投资有限
　　　　技能培训学校）　　　　　　　　　　公司）
江淑一（乐成老年事业投资有　　　　李　霞（北京大学第六医院）
　　　　限公司）
李璐龄（北京市西城区睦友社　　　　辛胜利（北京市第一社会福利院）
　　　　会工作工作发展中心）
张守字（北京老年医院）　　　　　　张　畅（中荷商会）
张海峰（北京大学医学部）　　　　　杨平叶（瑞健国际）
姚　慧（浩德介护老龄产业发　　　　姚晓芳（北京市养老服务职业技
　　　　展有限公司）　　　　　　　　　　　能培训学校）
崔秀英（北京颐养资产管理有　　　　龚　梅（北京诚和敬乐智坊）
　　　　限公司）

美术指导　余　洋

华龄出版社

责任编辑：程　扬
责任印制：李未圻

图书在版编目（CIP）数据

失智老人照护员高级理论及技能 / 北京市民政局，北京市养老服务职业
技能培训学校编. —— 北京：华龄出版社，2018.12
　　ISBN 978-7-5169-1363-5

　　Ⅰ．①失… Ⅱ．①北… ②北… Ⅲ．①阿尔茨海默病 – 护理 – 职业培训 –
教材 Ⅳ．① R473.74

中国版本图书馆 CIP 数据核字 (2018) 第 299116 号

书　　名：失智老人照护员高级理论及技能
作　　者：北京市民政局　北京市养老服务职业技能培训学校　编

出 版 人：胡福君
出版发行：华龄出版社
地　　址：北京市东城区安定门外大街甲 57 号　　邮　　编：100011
电　　话：58122264　　　　　　　　　　　　传　　真：58122246
网　　址：http://www.hualingpress.com

印　　刷：环球东方（北京）印务有限公司
版　　次：2018 年 12 月第 1 版　　2018 年 12 月第 1 次印刷
开　　本：787×1092　1/16　　　　　　　　　　印　　张：11.75
字　　数：170 千字
定　　价：48.00 元

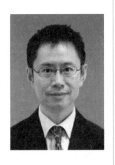

于 欣

北京大学第六医院、北京大学精神卫生研究所教授、主任医师、博士研究生导师。现任 WHO/ 北京精神卫生研究与培训协作中心主任、中国老年医学学会副会长、中国老年医学学会精神医学与心理健康分会会长、中国老年保健协会阿尔茨海默病分会副主任委员、《中华精神科杂志》总编。曾任北京大学第六医院院长、中国医师协会精神科医师分会会长、中华医学会精神医学分会主任委员。

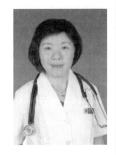

王华丽

北京大学精神卫生研究所（第六医院）教授、博导，临床研究室主任，国家精神心理疾病临床大数据及生物样本库平台项目负责人。国际老年精神病学学会（IPA）总干事，WHO 全球痴呆观测中国技术联络专家，中国老年医学学会精神医学与心理健康分会副会长，中国老年保健协会阿尔茨海默病分会（ADC）副主任委员。

近 20 年来一直开展老年情绪与认知障碍的临床诊疗、科研研究和照护辅导工作；2000 年创办国内首家 AD 医患家属联谊会，担任 WHO 全球痴呆行动计划顾问。曾承担科技部慢病重点专项、863 计划、国家自然科学基金、北京市科委、美国 NIA 国际合作项目等课题。执笔主编多部书籍。

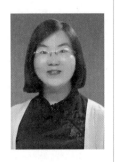

姚晓芳

护理 / 英语专业毕业，大学本科。中级职称，英语专业八级，瑞典皇家护理学院老年失能失智症特许执证教师，北京市养老服务职业技能培训学校教研室主任。从事神经科护理、教学工作 10 余年。曾荣获解放军总医院服务之星、优秀临床授课教师、304 医院优秀记者、北京奥运会医疗志愿者先进个人等荣誉。参与编译（英译中）医疗护理外文著作 *Avoiding Common Nursing Errors*，钻研失智照护者职业教育，发表论文《中外失智症护理教育现状比较与启示 》，负责北京市养老服务培训学校教研室工作，主持教材编写、失智老人照护员等课程体系研发、养老护理员培训远程教育平台课件制作等工作。

服务质量是养老工作的生命线，任何一个养老服务机构和从业人员必须时刻高度重视。养老服务质量的提高离不开养老护理员素质的提高，特别是具有理论联系实际能力的高素质的养老服务从业人员。近年来，随着养老护理员的社会关注度不断提高，养老护理员的职业地位和社会形象不断提升。

随着北京市经济社会的迅猛发展和老龄化程度的日趋加深，孤残老人、失能老人、空巢老人、寡居老人的群体队伍越来越庞大，老年人长期照护服务需求不断拓展，逐渐从初期的简单生活照顾发展成为生活照顾、医疗及康复护理和心理慰藉等全方位的护理服务体系，养老护理员作为老年人长期照护的重要力量越来越被社会大众所重视。

推进北京市养老护理员人才队伍建设，需要有高站位的人才发展规划、高水平的本土化教材、高标准的培训系统、高素质的管理体系、高效率的职业晋升通道，才能彻底解决困扰行业发展的从业人员素质不高、流失严重、供需矛盾突出、队伍缺乏统筹管理等问题。

由此出发，北京市民政局会同市人力社保局等部门委托北京市养老服务职业技能培训学校，组织一线老年护理专家、养老机构从业人员、居家护理服务工作者、社会工作者、医疗机构学术专家，立足首都养老服务和失智老人照护现状、着眼失智老年人实际需求、吸收国内外先进经验，编写了统一体例的《失智老人照护员培训教材》。这套教材强调理论知识与养老护理实践相结合，严肃的知识体系与生动活泼的图示相结合，力图通过文字与图片相结合的形式满足养老护理员的学习需求，强化理念与技能的掌握，从而推动本市养老护理员及失智老人照护员培训工作走向专业化、科学化、规范化。

希望本套教材的出版与使用，为北京市养老护理人才队伍培训工作提供权威、实用的教学资料和技术指导，为全市养老服务人才体系建设贡献力量。

北京市民政局

2018 年 9 月

　　韶光易逝，转眼已是 2018 年深秋，这本《失智老人照护员高级级理论及技能》似乎来得迟了一些，然而，却值得期待。经过编委会成员与编者们近一年的努力，这本教材终于付梓问世了，在此由衷地表示感谢与祝贺。

　　随着国内失智症照护环境的日趋成熟，专业的失智症照护人才的培养与教育更显重要。环顾国内目前专门针对失智照护及长期照护机构从业者培训的教材正逐渐涌现出来，而今又添新枝。本书能够付梓，与北京市民政局给予的信任与指导及社会各界专家的大力支持密不可分。来自医学高等学府、医疗机构的学术专家、临床专家、养老机构的管理与护理专家等都倾情相助，付出了辛劳与汗水。

　　初、中级理论与技能系统地向照护者介绍了失智老人照护相关理论与实际操作技能，本套教材以初、中级知识为基础，着重于阐述理念与方法，希望借此，失智照护从业人员能够在实践中灵活运用、举一反三，逐渐培养求知与分析、解决问题的能力。

　　本书与《失智老人照护员中级理论及技能》培训教材在知识体系上保持着一致性和系统性。除绪论外，共 12 章内容。涵盖照护原则与理念、照护者职业素养与伦理、认识失智症、有效沟通、失智老人合并精神行为、常见躯体健康问题、营养照护、功能维持与训练、安宁疗护、环境设计、权益保护等内容。内容翔实、与照护实践工作紧密结合，希望能够真实、有效地为照护从业人员提供解决问题的理念与方法。

　　感谢北京市民政局对教材编写工作的大力支持，感谢所有参与本套教材编写的各位编者们，由于你们的辛勤笔耕，教材才能顺利付梓。

最后，衷心希望本套教材不单单呈献给广大读者单一的理论体系，更希望能够成为照亮失智照护从业者前进道路上的暖暖灯火，借着这份光亮与热度，我们更能全方位地温暖所服务着的千千万万的失智老人。

王华丽　姚晓芳
2018 年 9 月于北京

随着社会的进步和人们平均寿命的增长，老年人口占总人口的比例大幅上升。据国家统计局日前发布的《2017年国民经济和社会发展统计公报》显示，目前我国60周岁及以上人口已达2.4亿，占总人口的17.3%，其中65周岁及以上人口达1.58亿，占总人口的11.4%。而失智症，就是一种主要发生在65岁及以上老年人身上的疾病。根据流行病学研究，当年龄超过65岁以后，年龄每增加5岁，失智症的发生率便会增加1倍。目前全世界失智症人数超过3 500万，我国约占全球的1/4。预计到2050年，我国失智症老人将突破2 000万。在人口老龄化带来的严峻挑战面前，我们又怎能对失智症对社会经济、医疗保障、养老照护体系带来的冲击视而不见？同时，面对人口老龄化与家庭少子化的双面夹击，对失智老人的照护成为国家及社会越来越重视的问题。

一、失智症带来的老年照护挑战

（一）家庭成员的照护负担越来越沉重

自1980年以来，我国正式施行计划生育政策已有30多年，第一代独生子女，如今他们早已婚育成家，组成了越来越多的"421"家庭，即中间一代需要赡养双方父母，即4个老人，并且还需抚养1个子女。当家庭里有一位老人得了失智症，整个家庭将背负沉重的照护负担。有学者将失智症称为"家属病"，也就是说一旦老人确诊为失智症，老人的家属要做好打"持久战"的心理准备，将面临身体和精神的双重考验。"家中一名失智老人，全家大小人仰马翻"，正是对这种照护负担的真实写照。

同时，由于照护工作无暇休息和社交以及经济能力受限等因素，如果缺乏相关资源及支援，这些家庭照护者将不能承受照护负担之重。

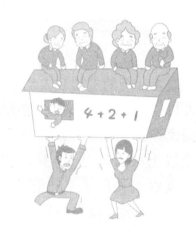

421 家庭模式

（二）专业照护资源的缺失越来越明显

对于已经失能失智的老人而言，他们需要更加密集和专业的长期照护服务。而事实显示，失能尤其是失智老人照护资源严重不足。

很多养老机构明确规定不能收住失智老人，而即使有些机构对失智老人开放，也无法全面满足老人的特殊照护需求。同时，伴随着社区养老服务的深入，针对失智老人和家庭的支持服务还十分有限。

（三）养老护理人才队伍建设任务越来越紧迫

目前我国养老照护人员年龄多为 40-50 岁，文化水平偏低，且缺乏专业的照护知识和技术。我国开设养老护理服务相关专业的高职院校 30 余所，中职院校 25 所，但大多院校招生情况并不乐观，报名学生少、入学后转专业、毕业就业后转行等情况屡屡发生，同时，机构之间抢挖人才、人才市场竞争无序混乱等均使养老护理人才队伍建设任务越来越棘手。特别是失智老人专业照护人才极度缺乏，严重制约着失智照护走向专业化发展。

（四）公众健康教育普及越来越重要

我国，目前失智症普遍处在"高患病率、低知晓率、低诊断率、低治疗率"的"一高三低"状态。由于社会大众对于失智症的正确认识不足，导致失智老人及家属产生恐惧、羞耻的心理，逐渐与社会和朋友圈隔离，从而延误诊断、及时治疗、寻求支援、科学照护的时机。因此，公众健康教育重要性不可忽视。

二、失智照护培训必要性

失智症，因其高度的智力致残以及给家庭和社会造成的沉重负担，已引起国内外医学界与社会的高度重视。进入老龄期后，随年龄增高，失智症发病率迅速增加。因失智症治疗目前尚无根本性突破，故照护问题对于老人、家属乃至整个社会而言都非常重要。而失智症照护专业培训也成为解决失智老人照护问题的关键。只有不断提高护理人员的专业知识和照护技能，特别是还要培养照护人员的责任意识、互助意识，才能真正服务好失智老人，解决疾病给老人、家庭、社会带来的各种难题。培训一方面能够促进失智老人得到尽可能有尊严的照护，另一方面可以培养照护人员具备基本照护知识，胜任照护工作，从而提高照护者专业服务技能，更有利于增强照护工作成就感，降低照护人员的流失率，从而促进长期照护事业的稳定发展。

三、失智老人照护员职业概况

（一）职业名称

失智老人照护员。

（二）职业定义与定位

1.职业定义：从事失智老人生活照料、护理服务工作的人员。

2.职业定位：失智老人照护员岗位归属养老服务行业。

以失智老人为服务对象，根据失智老人的生理、心理和疾病特点为老人提供生活照料及专业照护服务，从而提高失智老人的生活质量和生命质量，尽可能保持和促进失智老人现有的功能，让老人获得身体的舒适与精神心理的尊重，满足老人生理需求与精神需求。

（三）职业等级

本职业目前未出台国家职业技能标准，推荐按照养老护理员国家职业技能标准设立三个等级，分别为初级、中级、高级。

四、失智老人照护员（高级）培训目标与培训对象

（一）培训目标

本教程培训总目标为培养"善服务、懂理念"的复合型失智症专业照护人才。

（二）培训对象

1. 教材使用对象：本教材为失智老人照护员（高级）职业资格培训教材，定位为综合性教材，着重在于宣导照护理念、照护原理、照护管理方法。

2. 培训对象与要求

（1）培训对象须取得失智照护员（中级）职业资格证书，连续从事本职业工作 4 年以上。

（2）本教程的培训对象须具备高中及以上文化水平。

（3）本教程的主要培训对象为养老服务机构的护理团队人员，包含为失智老人直接提供生活照料的一线照护人员，也包含护理管理团队人员。

（4）本教程也适用于老年服务与管理的学生使用。同样适用于从事其他与失智老人照护相关工作的人员。

（姚晓芳）

目 录

第一章 失智症照护理念及发展

本章大纲

第一节 失智症照护理念

第二节 失智症照护现状及相关政策

学习目标

1. 熟悉失智症照护理念的发展
2. 了解国内外失智照护的相关政策
3. 掌握怀旧、音乐等模式的失智症照护理念

第一节 失智症照护理念

失智人群数量的增加，促使人们对失智照护提出了更高、更新的要求。随着经济发展与社会的进步，"生理—心理—社会"的医学模式已经不再是人类追求的最完美模式，整体的、人性化的照护服务体系已越来越被人们关注和认可。注重培养失智照护者的照护理念，树立人性化照护意识，提高人文素质，培养适应社会发展需要的照护人才，是养老服务发展的方向。

一、失智症照护发展历程

（一）以疾病为中心的照护

以疾病为中心的照护是指照护者落实医嘱，执行打针、发药等具体措施，以技术性操作为主。

早期的失智照护延续了以疾病为中心的护理模式和理念。由于

Note

老人表现出异常的精神和行为症状，生活能力持续衰退。照护人员主要对失智老人实施基本生活照护，满足老人基本的生活需要，比如帮助老人进食、洗澡和穿衣服等。照护过程中，照护员会表现出较强的控制感，不仅忽视老人家或者是老人尚存的能力，也忽视他们的情感需求。

以疾病为中心的照护结果是：失智老人虽然被照顾着日常起居，但是孤独又无助。他们逐渐不配合照护工作，在情绪上表现出不安、焦虑，甚至老想逃离这个地方。他们有的时候不愿意参加日常的活动，表现出退缩，有的时候又比较容易发脾气，甚至出现一些言语或者是肢体的攻击行为。面对这些情况，照护人员也很沮丧。

（二）以健康为中心的照护

以健康为中心的照护理念，指出服务对象不仅是患者，而是包括人、家庭、社区和社会四个层面，使得照护工作的范畴从原有对疾病的护理扩展到对人生命全程的照护。照护对象从个体扩展到群体，工作场所从医院扩展到家庭和社区。

失智老人照护家属照护负担重。他们与老人接触多，其情绪很容易感染老人。以健康为中心的照护理念下，工作者不仅照护失智老人，而且会运用自己的态度、语言、行为等去有意识地影响家属的感受和认识，逐步改变其不良的心理状态和行为，达到提高失智老人生活质量的目的。以健康为中心的照护理念，有利于发挥家庭和社会对失智症老人的支持作用。

（三）以人为中心的照护理念

以人为中心的照护是目前国际公认为失智老人提供良好照护的方法，由 Tom Kitwood 教授所提倡。除疾病外还要掌握每个人的健康状态、性格、人生经历、人际关系，然后根据个体需求，给予合适的照顾方式，理解对方的感受与想法，鼓励和支持失智老人过自己想过的生活。

Tom Kitwood 教授曾经提出过以人为本的十大重要原则。具体如下：

1. 无批判地接受每位老人的独特性；
2. 尊重每位老人过去的经历与学识；

Note

3. 认识到每位老人都有情感、社交、身体和精神方面的整体需要；

4. 和老人保持沟通，既需要灵活性和横向思维，也需要接受其他的观点；

5. 要确保老人感觉自己是受欢迎和被接纳的；

6. 创建一个社区的感觉，让老人有归属感，感觉到他们适合生活在这个地方，而且别人对他们有良好的期待；

7. 通过恰当的照护和消除不必要的约束，极大化地赋予老人自由；

8. 允许并尊重老人在力所能及的范围内对照护环境做出贡献；

9. 创造和保持一个互相信任的环境，保护痴呆老人，不要让他们收到欺凌、剥削和其他形式的虐待；

10. 关注老人积极的一面，比如他们尚存的能力，以及他们还能做什么。

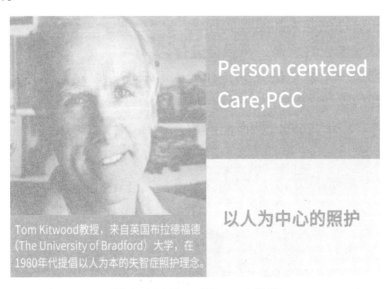

图 1-1-1 Tom Kitwood 教授

二、非药物照护理念

非药物照护包括心理、社会、环境等综合干预，旨在通过健康教育、身体和智能锻炼、芳香治疗、感觉刺激、个性化音乐等方法，配合药物治疗尽可能地保持老人的功能水平，延缓日常生活能力的下降。非药物照护模式通过多种多样的方式，改变了过去替代式的

Note

服务理念，关注老年人的需求，带着老人一起"互动"，体现出养老护理文化的进步。

目前非药物照护常见的方法有认知训练、音乐治疗、怀旧治疗、工娱疗法，以及多感官刺激等。

（一）音乐治疗

专业音乐治疗是通过个体或集体的形式，应用一切音乐活动（听、唱、演奏、律动等），来促进沟通交流、情感表达、人际关系以及其他治疗目的，达到重建、维持及促进心理和生理健康的一种治疗方式。音乐能够带给失智老年人不同的身心刺激，有利于其形成自发的生命力。例如，模仿自然声音的音乐就被发现对失智老人的营养摄入有正向的促进作用。

照护理念：

1.尊重每个人，不管和谁、在哪里、什么时候都可以开展；

2.相信每位老人都能听懂音乐；

3.尊重老人的意愿，不强迫进行；

4.创造一个快乐的氛围，让老人有归属感，感觉到他们在这里是受欢迎的。

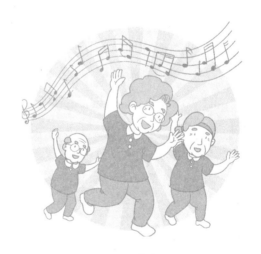

图 1-1-2 音乐治疗

（二）怀旧治疗

怀旧疗法的主要方法是在安全、舒适的环境中，运用一些老照片、音乐、食物及过去家用的或其他熟悉的物件作为记忆触发，唤

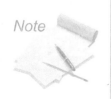

Note

起失智老人对往事的美好记忆，并鼓励其分享、讨论个人生活经历。怀旧疗法能够增加老人的信心和自尊，增进社会化，促进沟通技巧，改善人际关系。

照护理念：

1.尊重每位老人过去的生活经历；

2.注意按部就班逐步进行；

3.让老人感受当下，他的人在这里，照护人员的心与他在一起；

4.关注老人过去的美好经历，并与老人目前的生活联系起来；

5.出现令人哀伤的记忆时，照护人员要适当处理。

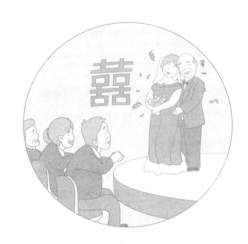

图 1-1-3 回忆年轻时候的美好时光

（三）工娱疗法

工娱疗法由工疗（包括工作治疗、园艺治疗和职业训练等）和娱疗（包括文娱治疗、艺术治疗和体育治疗等）两部分组成。对适合工娱疗法的失智老人可以选择简单工作、劳动、娱乐和文体等不同活动，开展智力训练、记忆力训练、定向力训练和肢体协调能力训练。通过活动，把老人和社会联系起来，帮助其回归社会，建立生活信心。

照护理念：

1.尊重每一位个体；

2.自愿参加，不强迫；

3.工序可由简到繁，循序渐进；

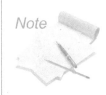

Note

4.鼓励老人坚持这些劳动或娱乐。

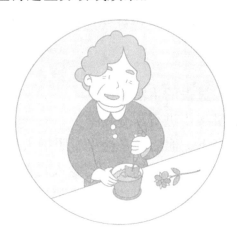

图 1-1-4 园艺疗法：手功能的训练

（四）多感官刺激疗法

多感官刺激疗法是以灯光效果、真实触感、冥想音乐盒、令人放松的香气为媒介，为失智老人提供以视觉、听觉、触觉、味觉和嗅觉为主的感官刺激的治疗方法。该疗法通过调控输出的刺激数量和强度来满足个体需要，使失智老人感官刺激活动和感官平静活动达到平衡，进而改善其行为、机能和社会功能。

多感官刺激应着重进行环境设置，可以设置成花园或感知觉房间两种类型。前者是以自然环境（植物、道路、鸟和水等）为基础，后者是以高科技产品（幻彩镜球、聚光灯和动感彩轮、光纤喷束等）为基础。

照护理念：

1.感官刺激具有非指示性、非威胁性；

2.音乐柔和，营造有吸引力和舒适的环境，使人身心放松；

3.引导参与者主动探索、主动体验；

4.允许并尊重老人表达自己的感受和想法。

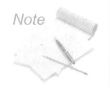

Note

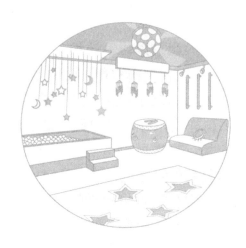

图 1-1-5 多感官刺激房间

第二节 失智症照护现状及相关政策

一、照护现状

我国养老模式的发展趋向多样化,最主要的养老护理模式为居家养老、社区养老和机构养老。由于失智老人对新环境的适应能力降低,各个国家均倡导尽可能使失智老人留在自己的家中接受照顾,即"居家照护模式"。但是,随着失智老人的病情发展,其认知功能日益衰退,同时伴有各种精神行为异常,日常生活无法自理。部分老年人无法继续在家里生活,需要入住各类长期护理机构,由专业照顾者提供照顾,即需要机构养老。

图 1-2-1 居家照护

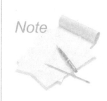

Note

（一）居家照护

我国失智老年人群的照护以居家照护为主，其照顾者由其家庭成员担任，大多为配偶或子女。家庭照顾者不仅需要提供饮食、就寝、如厕、洗浴和服药等方面的基本照护，还需要监测老人病情发展、家庭设施改造、提供精神支持等，照护负担繁重。

居家照护的好处是，老人可以生活在自己熟悉的环境中，不足是缺乏专业的技术和适老化的设施、疗愈环境。

失智老人的家属通常会表现出较强的羞耻心，不好意思让外人知道自己家里有失智症患者。这种心理状态会阻碍其参加专业照护培训，从而普遍缺乏基本专业知识和技能，尤其是缺乏协助老人康复的护理意识。当照护者无法理解失智老人的性格变化和异常行为时，易造成照护者情绪受挫和处置失当，不仅影响对失智老人的照护质量，甚至还易发生虐待行为。

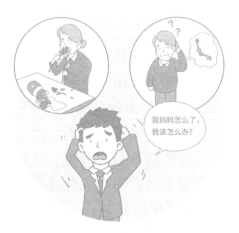

图 1-2-2 家庭照护者情绪受挫

（二）社区照护

社区照护包括两部分，一是运用社区资源，在社区内由专业工作人员进行照顾；二是由家人、朋友、邻居及社区志愿者为各种有需要的老年人提供家庭服务。这种模式下老人对社区的依靠性较大，以社区为依托，各种服务设施都建立在社区中，会与老年人的生活相融合。

国内社区照护的类型有日间照料中心、养老驿站、护理站以及小微养老机构等。它们通过全面评估老人的能力及居住环境，会根

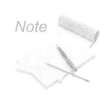

Note

据评估结果定制个性化的照护方案。此类机构不仅可以为失智老人提供上门服务，如健康配餐、上门助浴、理发，康复护理等，也能够为失智老人家属提供喘息服务，为家属减轻负担。

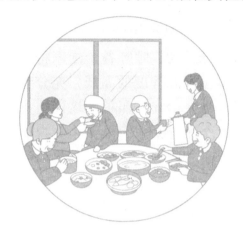

图 1-2-3 快乐的老年餐桌

（三）机构照护

目前国内收住失智老人的机构类型表现为老年护理院和失智照护单元。护理院能够提供全天 24 小时的照顾和医疗护理，由专业人员管理失智老人的营养、药物、精神和照顾计划等。失智照护单元专门收治失智老人，尤其是出现行为问题的失智老人。此类机构一般有以下特点：经过训练的员工、专门的照顾计划、居家一样的环境、需要家庭人员的参与。

无论是在入院程序上还是在住宿安排上，失智老人都有单独的一套程序，区别于正常的老年人。失智照护单元虽然利于机构管理，但是长期的不与人交流也许会不利于失智老人的疾病康复。我们建议在失智照护机构中，配备专门的康复人员和康复器械，指导个体进行功能训练。

近年来，日本竹内孝仁教授提出的"自立支援理念"，认为通过制定饮水、排便、运动等个性化照护方案，不管是多么衰弱的老人，都可以通过合理的照护和运动复健，恢复到理想的状态。机构中心理服务和照护过程密不可分。机构管理者应倡导照护人员坚定信念，并将这种信心传递给老人，协助其积极参与各类活动，提高生活质量。

Note

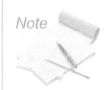

二、照护政策

（一）国际政策发展

2005 年国际阿尔茨海默病协会（ADI）发布《京都宣言》，提出失智照护所需的最低行动，呼吁各个国家将失智症列入卫生工作的重点，建议根据本国资源程度的高低，充分整合现有资源，从社区保健、公众教育、痴呆治疗、照护者培训与支持、多学科合作、国家政策和立法等多个角度采取行动，为失智症患者及其家庭照料者提供优质服务。

《京都宣言》之前，日本政府于 2004 年就将"痴呆症"更名为"认知症"，并以此为契机，构建社区失智症支援体系，并逐步在介护保险制度中设立了专门针对失智症的评估、管理和支付政策体系。

《京都宣言》后，欧洲国家也都把应对失智症风险纳入了国家长期发展战略规划。2008 年法国建立"国家阿尔茨海默计划"。英国在 2009 年发布了首份《应对失智国家战略》，建立"与失智同享美好生活"的理念，之后又于 2012 年、2015 年、2016 年连续发布三份《首相承诺》，确立了失智照护的基本战略、总体目标和阶段性指标，以持续推动失智照护体系的建设。七国集团（美、英、法、德、日、意、加）于 2013 年发起"全球对抗失智症行动"，此后又接连召开四次会议推动国际"对抗失智症行动"的发展。

2015 年，世界卫生组织接替七国集团举办了"首届全球对抗失智症行动部长级会议"，一致通过了《行动召唤》决议，提出了 8 大原则和 11 个行动要点，真正成为一个全球性的战略行动。2016 年世界卫生组织已制定了《2017-2025 年公共卫生领域应对失智症全球行动计划草案》，意在推动各国政府真正采取应对失智症的行动。

（二）国内政策发展

国内对于失智症的照护处于起步阶段，暂时缺乏成熟的管理制度和照护方法，而且相关行业服务标准也不健全。随着失智症得到的关注越来越多，大陆在政策制定、组织结构和社会文化等方面，将会越来越成熟。

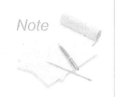
Note

表 1-2-1 国内失智症照护制度及条文整理

序号	时间	发布机构	文件名	条文
1	2004 年	国务院办公厅	关于加强精神卫生工作的指导意见	利用现有精神卫生资源，建立老年性痴呆干预网络，普及老年性痴呆和抑郁等精神疾病的预防知识，开展心理健康咨询活动并提供有效的支持和帮助，提高老年人生活质量
2	2008 年	国家卫生计生委等17个部门	全国精神卫生工作体系发展指导纲要（2008-2015 年）	各级老龄组织研究提出开展老年精神卫生工作的措施，因地制宜采取各种有效形式，积极配合有关部门在中老年人群及其家庭成员和看护者中开展老年心理问题预防和疏导工作，宣传普及老年性痴呆、抑郁等老年期精神疾病和常见心理问题的有关知识
3	2011 年	国务院办公厅	中国老龄事业发展"十二五"规划	"十二五"期间，老年性痴呆、抑郁等精神疾病的早期识别率达到40%
4	2016 年	国务院办公厅	全国精神卫生工作规划（2015-2020 年）	要关注老年痴呆症等重点疾病，关注老年人等重点人群的心理问题
5	2017 年	国家卫计委、发改委、教育部等十三个部门	"十三五"健康老龄化规划	重点做好对有需求的经济困难的失能、失智、计划生育特殊家庭老年人的健康保障和服务关爱工作 启动老年人心理健康预防和干预计划，为贫困、空巢、失能、失智、计划生育特殊家庭和高龄独居老年人提供日常关怀和心理服务

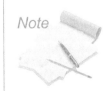

Note

续表

序号	时间	发布机构	文件名	条文
6	2018年	上海	认知症老年人照护床位设置工作方案（试行）	在养老服务机构（养老机构或长者照护之家）中设置认知症照护床位，为认知症老年人营造家庭式住养环境，提供针对认知症老人的日常生活照护、生活自理能力训练、精神支持、社会交往等专业性、全方位服务；培育经过认知症照护专业培训的服务队伍；搭建认知症老年人与社区的交流平台，培育社区认知症非正式照护力量，为社区内有需要的家庭提供支持性服务

注：表中制度及条例全部出自政策原文

（三）国内发展思考

失智老人的照护与人民群众的健康福祉息息相关，我国政府和社会应对此领域投入足够的关注和重视，认真研究和借鉴英国、日本、美国等国际典型地区失智老人照护的实践经验和照护理念，从宏观层面提供政策保障和制定具体的发展规划，地方在中观层面积极展开不断的探索和尝试。

首先，加强相关政策和制度的制定，建立和完善失智老人群体防治和照护的法律法规，提供权威性的法律约束和保障。

其次，制订失智症照护政策计划，发放患者及照顾者津贴。建议为患者及照顾者制定明确政策，将失智患者包含在残疾福利计划中，将照料者包含在补偿福利计划中，同时加强对失智症的专项资金支持，提供一定的津贴，减轻照护者的压力。还可将失智症纳入城镇职工基本医疗保险中的特定病种目录，和家庭病床社保报销范围，纳入居民特定病种门诊给予社保报销。

第三，政府加大对失智症专业养老机构的扶持。政府应加大资金投入，建立并完善失智症专业养老机构，对营利性的养老机构减免税收，对非营利性养老机构给予全面的支持，包括用电、土地和

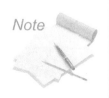
Note

资金支持等。政府还可设置失智症老年人补助金，发放给专业的民营养老机构。

第四，完善社区服务体系，加强对家庭照护者的技术支持和社会支持。积极探索和实践社区认知症早期干预项目，建立本土化的失智老人早期干预计划和工作团队，提升失智老人的照护服务质量。在社区卫生服务中心为该社区内的失智老人及其照护者建立健康档案，社区护士定期上门问诊，并提供电话咨询、健康教育等服务。在社区建立老年失智症患者日间照料中心和提供暂时性家庭照顾，为条件有限的患者家庭提供常规的日间看护。社区可成立失智老人家庭照护者互助小组，在专业人员的组织下，交流照护经验并减轻心理压力。

第五，加强失智症健康教育。为家庭照护者提供技术支持，对家庭照顾者培训与指导，普及老年失智症的医学知识、护理康复知识。面向社会大众，特别是地方城市，进一步开展失智症宣传和教育活动以消除歧视和耻感，注重失智症老年人的独立自主、尊严及社会融入感。

第六，加强失智症诊断及诊后康复支持以提升健康照护服务，注重跨部门合作和合作关系网络的建立。康复训练是失智老人日常生活中重要的一环，所以养老机构应该增加投入，加强硬件设施建设，配备配齐相关保健设施，保证患者的康复训练条件。

（王婷）

 课后思考与练习

一、请简述什么是以人为本的照护方法。

二、你认为失智专业照护最重要的理念是什么？为什么？

三、护理人员可采取哪些基本工作方法，来实践以人为本的专业照护？

四、我国大陆地区失智照护可从哪些方面完善？

Note

第二章 失智老人照护员职业伦理与职业素养

本章大纲

第一节　职业伦理与职业素养的概述

第二节　失智照护者的职业伦理与职业素养

第三节　如何提升失智照护者的职业素养

学习目标

1. 了解职业伦理与职业素养的定义

2. 了解职业伦理与职业素养的重要性

3. 了解职业伦理与职业素养的内涵及作用

前　言

　　所谓"伦理"是指我们在社会运营中处理人与人、人与社会的相互关系时，需要遵守及遵循的道德和准则。这是一系列指导我们行为的理念，也是从概念角度上，对道德现象的一种哲学思考。广义上，它不仅仅包含着人与人、人与社会、人与自然之间关系处理中的行为规范，也蕴含着人际关系之间符合某种道德标准的行为准则。在自然科学技术越来越突飞猛进发展的未来，各个领域的"伦理"问题会越来越凸显，特别是我们作为具有丰富职业技能的照护者，我们能够展开专业服务的基础环境是"良好的人际关系"，因此，牢牢遵循我们的职业伦理，养成良好的职业素养是我们从事这个工作的一个基本职责。

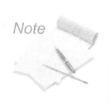

Note

第一节 职业伦理与职业素养的概述

社会有一般的社会伦理，而在职业中，也存在与职业要求相对应的"职业伦理"。这是因为人们常常期待拥有专业知识和技能的专业人士是本着利他主义精神为人们提供服务，并将被服务对象的利益放在第一位来发挥其作用。因此，职业伦理比一般伦理具有更高的伦理性。另一方面，专业人士的专业性越强，他在实施欺诈、谋取私利的行为时，较难以被非专业人士察觉和发现。这也是职业伦理的重要性，同时也是确保专业工作社会信用的保障。

在医疗、保健、照护服务等相关领域，我们需要时刻用职业伦理来规范我们的行为，加强自律。职业伦理不是外界对我们的要求，而是我们为了保护我们自身高度的专业性及社会信用而制定的规范及基准。如果我们失去自律性，单纯由外界（法律、行政规范）来约束我们的行为的话，就有可能无法充分发挥我们的专业特长，从而阻碍专业的发展，并很容易失去社会的认可。因此，专业人士的自律行为及职业伦理将会越来越重要。

伦理，是指在处理人与人、人与社会相互关系时应遵循的道理和准则。在日常工作、生活的分工体系中，社会赋予每一项职业的使命、责任与义务就是职业伦理。这种使命、责任与义务可以细化到各个工作岗位，以供所有从业人员遵循，从而奠定社会稳定、良性运行的秩序基础。

职业素养，是指人们在社会活动中需要遵循的行为规范，是职业内在的要求，也是一个人在职业从事过程中表现出来的综合品质，是通过学习、培训、锻炼、自我修养等方式逐步积累和发展起来的。简单地说，职业素养就是在从事职业中，尽自己最大的能力把工作做好的素质和能力。

第二节 失智照护者的职业伦理与职业素养

一、失智照护的特点与特殊性

随着我国老龄化进展的加速，失智患者的数量会不断增加，其

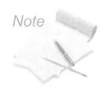
Note

中绝大部分都是高龄的老年人。失智老人是老年人中的特殊群体，他们的生理和心理特点都是独特的，由于认知功能的变化，他们看待外界的视角与感受都发生了很大的变化，我们需要对应其独有的认知状态实施个性化的照护服务。因此，对于从事照料工作的照护人员来说，理解失智照护的基本理念是非常重要的。这些理念也是进行照护工作时的职业伦理，我们需要在这些伦理的指导下，为每位老人提供个人特色的照护服务。

失智症相关照护，一直以来我们都比较关注照护技术的发展，但是，实际上，在很多场景下，我们都会面临许多伦理上的纠葛。例如，随着失智症病情的进展，失智老人将失去很多自理生活的能力，很多方面的自律能力也逐渐丧失，他无法决定或判断自己的事情，这时，很多伦理上的问题就浮出来了。特别是阿尔兹海默症，到后期其发展趋势已不可逆，失智老人会越来越处于与失去记忆力、认知能力、自我认识、自我控制等能力丧失状态的斗争中，他们的不安情绪会越来越严重。而失智症末期，老人常常会出现吞咽困难，是否实施经管营养也是一个重大的伦理问题，我们需要从这些伦理的视角，去看待失智老人照护问题，最大限度地去维护他们的尊严，实施对应。

此外，在失智照护场景中，只有一小部分违反伦理规则的行为是故意且持续性进行的，很大一部分都是由于日常生活中的一些不注意、不小心而引起的，或是瞬间发生的行为。例如，我们即使知道对失智老人的重复行为表示愤怒和厌恶是违背职业伦理的，但不知不觉中，我们的"表情变得严厉"、"无视老人的神情"、"故意阻止他们"等状况都有出现。在一瞬间发生的言行举止很多时候也都会对失智老人产生影响，这种情况下，我们无法在瞬间思考我们的行为是否遵循了伦理规定。所以，失智照护中职业伦理不仅仅是书面上的各种知识，如果我们作为照护人员没有一种对自己"内在行为规范"约束的话，在一瞬间的行为中，我们是无法正确应对的。因此，这些职业伦理并不是反复读书就可以学得到的东西，我们必须经过反复训练，针对具体的行为进行事例分析，进行模拟场景练习，才能一点点地作为自己的感受，融入到自己的行为当中去。

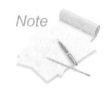

二、失智照护者应该具备的职业伦理

职业伦理中有必须遵守的最低基准，如果坚守这些最低基准，我们就不会触犯法律，或者在行业中受到制裁，这部分伦理称为"义务性伦理"。在此基础上，还存在一个"理想性伦理"，这是我们专业人士需要去追求的部分，这两部分构成了我们所说的"职业伦理"。两者相互混合，没有明确的界限，随着时代的发展，两者之间的区别又会出现变化。例如，在日本，二十年前，"不禁锢老人"是一种接近理想的伦理，但是随着照护技术以及辅具的开发，现在"禁止约束"已经慢慢开始要归属到义务性伦理的范畴。

一般来说，我们遵守好义务性伦理，就不会被法律追究，但是，并不代表我们就提供了高质量的服务，也难以让社会认可我们的专业性，并很难让老人得到满足。所以，我们需要抱着追求理想性伦理的精神，让理想伦理指导我们来实施行为。在失智照护工作中，身体安全以及基本欲求的满足是属于必须遵守的义务性伦理，而"以人为本"中，"尊重每个人的个性"，就是理想性伦理的具体化表现。我们希望失智照护人员的伦理能够达到这个高度，努力在工作中实现提供"尊重每位老人个性"的服务。

失智老人照护是对人照护工作中的一个细分领域，在普遍的老年人照护专业工作中，我们有一些基本需要遵循的理念及观念，我们要遵循这些理念展开援助活动。

（一）职业伦理层面

1. 无差别对待

无论任何时候、任何理由，我们都不可以有歧视和差别对待的行为。我们需要充分保护和尊重每个人的尊严，包括照护者与被照护者的尊严。以被照护者为本，提供适应每个个体的照护服务，为他们能够度过内心充实和丰富的老年生活提供援助和支撑。

2. 协助自我决定

为了能让被照护者顺利地进行自我决定，我们要根据老人的不同情况而采取不同的方式提供信息和情报，并协助他们进行自

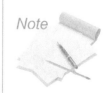

Note

我决定。特别是我们常常认为失智老人没有判断能力，而过低地评价了他们的自我意识能力，其实，轻度失智老人在很多事情上都能够自我决定，即使中度期，他们在一部分或者特定事项上依然拥有自我意识，虽然这些意识能力经常会发生变化，没有一个合格标准，但我们依然需要去发现他们的意识能力表达，并协助他们去做出决定。

3. 尊重自我决定

照护者不能以自己的价值观去主导或者代替老人做决定。我们常常容易以自己或社会普遍的价值观去看待被照护者的状态，并在此基础上做出判断和决定。但是，我们工作的实质应该是援助被照护者的自我，而不是代替他。所以，我们必须最大限度地尊重老人的自我决定，并为实现这个决定提供援助。当重度失智状态发生，他无法进行明确的意识判断时，我们需要充分地考虑他本人的情感以及最佳利益，去代替他做判断。

4. 自立援助

我们要正确地把握老年人的身心状况，提供有根有据的照护服务，以实现老年人的自立生活。所谓的"自立"生活并不是指任何事情都能独立完成，如果借助人力、物力能够完成一件事情、一个动作时，我们也称之为自立。失智老人的"自立"也并不是需要满足意识能力构成的所有条件才能够实现，是在"与周围人的关系性中，我们援助他能够表达自身愿望与意识"，就可以实现的事情。

5. 维护被照者料的尊严，援助他们保持自己作为人的尊严生活到最后一个时刻

在一般社会里，我们常常认为失智老人是没有自我意识、没有自我尊严的一种存在。因为曾经健康的他们拥有与现在完全不同的状态，我们忽视了当下实际存在的这个人，无视了这个瞬间他拥有自我意识、能力与尊严，只认为曾经的他才是他有尊严的样子。我们需要认同当下的"他"，认同这个瞬间"他的人格"，给予尊重，同时我们还需要建立与"当下的他"充满理解的人际关系。

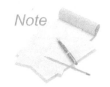
Note

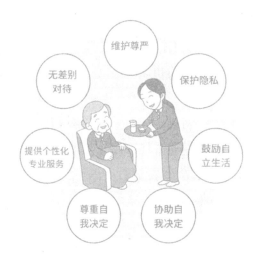

图 2-2-1　失智老人照护员应该遵循的职业伦理

（二）职业技术层面

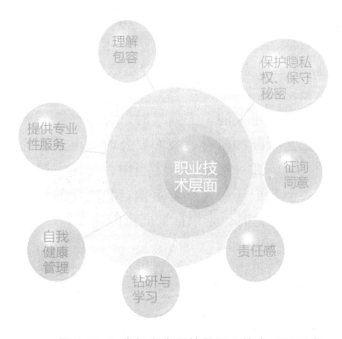

图 2-2-2　失智老人照护员职业技术层面要求

1. 提供专业性服务

为了提高老年人的生活质量，我们必须培养自己正确和准确的判断力与洞察力，遵循照护的理念提供专业服务。作为失智专业照护人员，我们不能站在一般人立场去理解失智老人，我们要站在老人的立场，将他表现出来的各种状态（包括 BPSD）作为他的一种

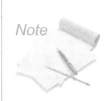

Note

倾述与表达来看待，深刻去理解他想通过 BPSD 表达出怎样的需求或痛苦，将他们所有的行为作为有意义表达的事情去理解。接受与我们不相同的"失智症人们的世界"。

2. 理解和包容

我们要将老人作为一名普通的生活者看待，用丰富的情感全面地理解、包容他们，并接纳他们的状态与表达。特别重要的是，我们需要充分地察觉他们的情感表达，从一个普通人的角度去理解与看待，并给予积极的接纳。

3. 保护隐私权，并保守秘密

我们不仅自己要保护好老年人的隐私和秘密，还要帮助老年人意识到他们对自身隐私和秘密所拥有的权利。

我们要保护老年人的隐私，在职业工作中获得的各种个人相关信息都需要严守秘密。这项义务将贯穿我们的一生。我们不能将从被照护者及其家属那里得到的信息泄露给外部人员。即使与其他相关人员合作的时候，也要做好隐私保护工作，尽量征求本人及家属的同意。通过严守这个规定，来实现尊重被照护者作为人的权利。

4. 征询同意

当收集或使用老年人的个人信息时，我们都需要征得老人的同意。失智老人无法判断的时候，我们要及时获得家人的同意，并遵循隐私保护的义务。在一般服务行为当中，即使失智老人似乎无法拥有判断能力，但我们还是需要尊重他自我决定的权利，在照护过程当中，实施各种行为时，予以征询同意的动作。

5. 责任感

我们要对自己所提供的服务负有责任感，对服务提供的结果和后果有承担责任的担当。

6. 持续钻研和学习，提高服务质量

为了提供高质量的照护服务，我们要时刻不忘自己的专业性，积极向上，不断钻研和学习专业知识与技术。失智照护的一个特征是个性化非常强，每位失智老人都有不同的对应方式，很难有方式可以通用。因此我们需要针对每位老人进行研究与探索。此外，失智照护技术的发展也是很快的，我们需要放开自己的视野，参考更多的经验与失败教训，不断提高我们的照护技术，实现高品质照护。

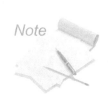

Note

7. 自我健康管理

自我健康管理是提供优质专业服务的一个必要条件。我们必须对自身的身心健康进行良好的管理，才能以充沛的精力去面对老人和工作，减少错误和事故的发生。

（三）社会伦理方面

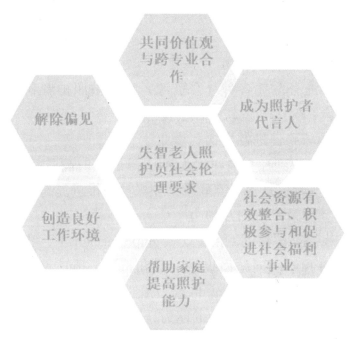

图 2-2-3 失智老人照护员社会伦理要求

1. 共同价值观

为支撑被照护者的生活而全力以赴，这是我们共同的价值观，并以此为基础展开我们的服务工作。

2. 与其他职种及机构的合作

为了提高被照护者及整个社会的福利，我们要与其他专业人员及相关机构相互协作，相互创新，以提供更高质量的照护服务。由于失智照护的技术不断发展，人们从各个领域都涉及照护工作，从更多的方位对老年人提供照护。只有我们相互良好配合，才能够实现对老年人的全面支撑。我们将通过信息共享等方式实现积极的合作。

3. 照护员要成为被照护者的代言人

为了让被照护者能够接受到他们所期待的服务，我们需要成为被照护者的代言人。特别是失智老人，很多时候无法清晰地表达他

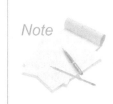

Note

们自己的意愿。因此，我们需要充分了解失智老人的状态及需求，并代替他们表达。一些时候，我们还需要帮助他们从家人及社会上，争取他们应有的权益，以保障他们自身的利益。

4. 发挥积极的社会作用

为了改善社会上的一些不正义行为、看法和偏见，我们需要与被照护者及其他专业人士相互配合，从专业的视角用有效的方式提出质疑和影响。

5. 社会资源的有效利用

我们需要充分掌握各种社会资源，帮助被照护者利用和选择更多的援助内容，努力开发新的社会资源。

6. 积极参与和促进社会福利事业

我们必须认识到社会福利实践对国家政策和福利规划的影响，因此，我们需要与地区居民相互联系，积极参与推进提高社会福利。

7. 增加社会及家庭的照护力

帮助家庭提高解决问题的能力（empowerment），我们需要为家庭能够实现自我解决问题而提供支撑和帮助。Empowerment 被解释为"授权"、"赠权益能"，也就是给予家庭成员更多的自由，提高其独立自主决定和处理事务的能力。"增权益能"不仅仅是授权，更多是要激发家庭力量，使家人们更加能够自行管理，以增加他们做决定的能力。

家庭是失智老人身心的根本支柱，我们除了对失智老人提供必要的援助之外，还需要致力于如何培养家庭解决问题的能力，为家人提供各种便利及必要的信息、所需的知识等。我们要采取不经意中的鼓励等方式，从侧面去帮助家人发挥他们的能力以较好地解决问题。为了更好满足被照护者的需求，我们要积极推进与地区及家庭相关的照护力量的培养。

8. 创造良好的工作环境

我们每个人都承担着职场的管理工作，所以要努力创造出一个良好的工作环境，提高工作的积极性，实现更大的意义。

此外，最新的失智照护理念中还提出要努力解除人们对失智的偏见和蔑视；并认为失智照护伦理超越学科界限，需要多职种相互配合进行研究。

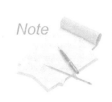
Note

三、失智照护者应该具备的职业素养

职业伦理是专业工作的指导原则，职业素养则是职业伦理在现场工作中的具体体现。只有在良好的"职业伦理"的指导下，职业素养才能够充分体现出来。换句话说，职业素养就像水中漂浮的一座冰山，水上部分的知识、技能仅仅代表表层的特征，不能代表所有，水下部分的动机、特质、态度、责任心才是决定人的行为的关键因素。

失智老人照护工作职业素养很重要的是需要充分理解失智症的特性，以一种平等的姿态与失智老人相处，并对他们提供支撑与帮助，失智照护工作中职业素养的表现如下几点：

（一）理解失智老人的世界，并一起融进他们的世界里。不要惊吓他们，不要催促他们，不要伤害他们的自尊心

理解失智老人的世界主要表现在我们要让失智老人不感受到他们与这个现实世界的差异，让他们能安心地存在。有时，我们还要走入他们的世界，成为其中的一员。失智老人由于认知功能的低下，他们对周围环境的把握及变化的应对能力遭到很大的破坏，他们需要花更多时间去认知及理解周边环境，对变化的对应也更加迟缓，因此我们在接触失智老人时，不要用没有前奏的表达方式，也不要催促他们，抱着很宽容的等待姿态，安心地与他们打交道。

（二）持守望姿态关注老人

对于失智老人，我们不要刻意去关注他们，要用一种比较淡然、自然的态度，并保持一定的距离，若无其事守望他们。不要凑到他们身边转来转去，也不能盯着他们看来看去。

（三）抱着有耐心的心情应对他们

如果我们有急躁的心情，常常很容易传递给失智老人，让他们慌张无措、不安万分。我们要一直用淡然的笑容去应对他们。

（四）养成自然微笑的习惯，用发自内心的心态去接触他们

失智老人很多时候都能很好地分辨对方是不是真正对自己好，对

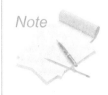
Note

我们言不由衷的表达或行为常常是漠视或者拒绝，所以作为失智老人照护者来说，真实的表达与传递是很重要的一种工作习惯与素养。

（五）用对待普通人的姿态对待失智老人，尊重与认可他们

失智症的病程很长，很长一段时间里，除了疾病特性症状部分与普通人会有明显的差异之外，他们大部分的感受与感知跟普通人没有差异，因此我们需要充分保护与尊重这些部分，认可他们作为"人"的存在，积极帮助他们良好地运营生活。

（六）以"帮助"的姿态，充分尊重他们的自我意愿

对于失智老人来说，他们认为的世界是真实的，他们在这个"真实的世界里"有他们自己的意愿与需求，我们需要充分尊重他们的意愿，并给予他们充分的帮助，而不是"指导"，以此更好地建立失智老人的自信心与安全感。

（七）保持同理心的姿态，接纳他们的各种负面情绪，并接受他们的表达

当失智老人有恐惧与害怕情绪时，我们需要接纳他们，并允许他们表达出来，而不是一味的安慰、否定。通过同理心我们能够建立与失智老人更为牢固的信赖关系。

第三节　如何提升失智照护者的职业素养

目前我国失智照护者在文化程度、专业知识技能、人文素质等方面参差不齐，需不断提高失智照护者的职业素养，使其能够为失智老人提供"基于科学理论依据、有情、有爱、有温度"的服务，为此我们应该从以下几方面去努力。

一、培养良好的法制观念和职业道德

将保护每位老人的尊严、维持他们生活功能作为失智照护从业人员的追求，充分保护基于法律规定的失智老人权益，尊老、敬老、爱老。我们要以老人为中心，工作中要处处为老年人着想，从老人

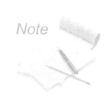
Note

的根本利益出发，想老年人之所想，急老年人之所急，全心全意为老年人服务。加强员工对老年人权益法的学习，从法制的角度了解和理解老年人权益的内容，并积极遵守。

在职业道德方面也需要充分进行教育及普及工作，以尊重为基础，用同理心去理解、倾听、包容、陪伴老年人。企业需要定期对从业人员实施职业道德及伦理方面的学习及考核，从职业的角度看待养老照护工作，贯彻职业道德及伦理对从业人员的要求，以保障照护服务的专业性。

二、培养过硬的专业知识和业务能力

了解失智老人的生理和心理特点，为失智老人提供高质量的生活照料服务，从聆听开始，保持微笑，建立有效沟通（放慢说话的速度，语句要简单，一次只说一个意思，等待他的回应）。工作中要顺应失智老人的世界，养成不争辩、不责备的习惯，学会尊重，和失智老人做朋友，多鼓励、赞美他，建立良好的信任关系。

企业通过内部的培训机制，定期、定量地针对从业人员实施失智照护的专业培训，并通过实际操作中的案例分析及照护方案制定训练提高照护人员的实际对应能力，通过经验丰富的熟练照护人员以传帮带的形式将专业技术与能力传承下去，使现场保持一个相对稳定的照护服务水平，使得每位照护人员能获得过硬的专业知识与业务能力。

三、培养积极乐观、认真负责的工作态度

失智老人的生活品质取决于每一位失智照护者在提供服务时的态度、沟通、能力等，所以培养积极乐观、认真负责的工作态度是至关重要的。每一位失智照护者都应该明白，自己在工作中态度和行为都是会对他人的情绪，甚至生命带来影响的。能否建立一个"优质"的服务团队，为失智老人提供优质化的生活照顾，满足失智老人身、心、灵的照护与支持，是失智照护的关键。

（姚慧）

Note

第三章 认识失智症

学习目标

1. 了解失智症的临床表现

2. 掌握失智症一般筛查评估量表的使用

3. 了解失智症的药物治疗和非药物治疗

前　言

　　失智症是由于慢性或进行性大脑结构的器质性损害引起的高级大脑功能障碍的一组症候群，是患者在意识清醒的状态下出现的持久全面的智能减退，表现为记忆力、计算力、判断力、注意力、抽象思维能力、语言功能减退，情感和行为障碍，独立生活、社交和工作能力明显减退或丧失。失智症的发病率和患病率随着年龄增长而升高，研究结果显示失智症的患病率在 60 岁及以上的人群中为 1%，65 岁及以上的人群中为 2%~7%，85 岁及以上的人群高达40% 以上。我国 60 岁及以上的老年人患病率为 0.75%~4.69%，随着我国人口老龄化失智症发病率呈上升趋势，其治疗及护理的成本较高，给社会和家庭带来沉重的负担，及早预防并对早期的认知

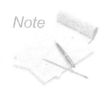

Note

功能障碍做出诊断和治疗有积极的社会意义。失智症在医学界通用名称为痴呆，本章节在医学专用名称中继续保留使用"痴呆"一词。

失智症包括很多临床类型，分为神经退行性疾病病和非神经退行性疾病两大类型，前者又包括阿尔茨海默病、额颞叶痴呆、路易体痴呆、帕金森病性痴呆等，后者包括血管性痴呆、脑外伤性痴呆、感染性痴呆、正常压力脑积水性痴呆、代谢性或中毒性脑病所致的痴呆、颅脑肿瘤性痴呆等。阿尔茨海默病是最常见的痴呆类型，占所有失智症的 50%~70%，现在一般认为血管性痴呆占第二位。

第一节 失智症临床表现

失智症通常隐匿起病，持续进行性发展，主要临床表现为认知功能减退、精神行为症状以及由此导致的日常生活能力下降。具体表现如下：

一、认知功能损害

（一）记忆障碍：通常是早期的突出症状，最初主要累及近期记忆，记忆保存困难和学习新知识困难。表现为好忘事，刚用过的东西随手即忘，日常用品丢三落四，不能记住新近接触的人名或地名，反复说同样的话或问同样的问题。常忘记重要约会。随着病程进展，远期记忆也受损，不能回忆自己的工作经历和生活经历，严重时连家中有几口人，自己的姓名、年龄和职业都不能准确回忆。

（二）视空间功能障碍：也是较早出现的症状之一，表现为在熟悉的环境中迷路，找不到自己的家门，甚至在自己的家中走错房间或找不到厕所，在简单的绘画实验时，病人不能准确临摹立方体图，也常不能临摹简单的图形。

（三）抽象思维障碍：病人的理解、推理、判断、概括和计算等认知功能受损。首先计算困难，不能进行复杂的运算。病

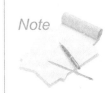

Note

人逐渐出现思维迟钝缓慢，抽象思维能力下降，不能区分事物的异同，不能进行分析归纳。看不懂小说和电影等，听不懂别人谈话，不能完成或胜任自己熟悉的工作和技术，最后完全丧失生活能力。

（四）语言障碍：最早的语言异常是自发言语空洞，找词困难，用词不当，赘述，不得要领，不能列出同类物品的名称。也可以出现感觉性失语，不能进行交谈，最后病人仅能发出啊嗯的声音，或者缄默不语。

（五）失认症：患者的失认症以面容认识不能最常见，不能认识自己的亲属和朋友，甚至丧失对自己的辨认能力。

（六）失用症：表现为不能正确、连续地做出复杂动作，如刷牙、穿衣将里外、前后、左右顺序穿错，进食不能用筷勺，常用手抓食。

（七）人格改变：对人冷淡，自私，对周围的环境兴趣减少，对人缺乏热情，表现本能活动亢进，甚至出现当众裸体、性活动行为异常等。

二、日常生活能力下降

失智症患者由于记忆、判断、思维等能力的衰退而造成日常生活能力明显下降，逐渐需要别人照顾，对他人的依赖性不断增强，严重的生活完全不能自理。

三、精神行为异常

包括幻觉、妄想、错认、抑郁、类躁狂、激越、无目的漫游、徘徊、躯体和言语性攻击、喊叫、随地大小便及睡眠障碍等。

第二节 失智症的评估

临床中对一些有记忆减退的老年人要早期进行评估和诊断，及早开展治疗和制定照料策略，对疾病的预后和转归有积极临床意义。

Note

一、失智症的一般评估

（一）简易智能评估量表 (MMSE)

　　MMSE 是最具影响的认知功能筛查工具，在国内外被广泛使用。它具有敏感性强，操作容易的优点。考核患者的定向力、即刻记忆、计算和注意力、延迟回忆、语言功能及视空功能，是临床广为应用的评估失智症的评估量表。

表 3-2-1　简易智能评估量表（MMSE）

检查项目	序号	评估项目	评分方法	得分
时间定向力	1	今年是哪一年	答对 1 分，答错或拒答 0 分	
	2	现在是什么季节	同上	
	3	现在是几月份	同上	
	4	今天是几号	同上	
	5	今天是星期几	同上	
地点定向力	6	这是什么城市（名）	同上	
	7	这是什么区（城区名）	同上	
	8	这是什么医院（医院名或胡同名）	同上	
	9	这是第几层楼	同上	
	10	这是什么地方（地址、门牌号）	同上	
记忆力	11	复述：树木	同上	
	12	复述：钟表	同上	
	13	复述：汽车	同上	
注意力和计算力	14	计算 100-7	答 93 给 1 分，否则为 0 分	
	15	计算 93-7	答 86 给 1 分，否则为 0 分	
	16	计算 86-7	答 79 给 1 分，否则为 0 分	

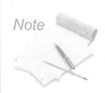

Note

续表

检查项目	序号	评估项目	评分方法	得分
注意力和计算力	17	计算 79-7	答 72 给 1 分，否则为 0 分	
	18	计算 72-7	答 65 给 1 分，否则为 0 分	
回忆力	19	回忆：树木	答对 1 分，答错或拒答 0 分	
	20	回忆：钟表	同上	
	21	回忆：汽车	同上	
语言能力	22	检查者出示手表问患者这是什么	同上	
	23	检查者出示铅笔问患者这是什么	同上	
	24	请您跟我说"四十四只石狮子"	能正确说出 1 分，否则 0 分	
	25	检查者给受试者一张卡片，上面写着"请闭上您的眼睛"请您念一念这句话，并按上面的意思去做。	能正确说出并能做到 1 分，不正确说出，也不能做到 0 分	
	26	用右手拿着这张纸	正确给 1 分，错误给 0 分	
	27	用两只手将纸对折	能对折 1 分，不能为 0 分	
	28	将纸放在左腿上	放对给 1 分，否则为 0 分	
	29	请您写一个完整的句子	能正确写出 1 分，否则为 0 分	
	30	请您照着下面图案样子把它画下来： 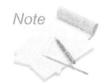	正常为 1 分，错误为 0 分	

总 分：

（二）画钟测验（CDT）

画钟测验是临床常用的用于痴呆初筛的评估量表，能评价患者视觉空间和视觉构造的功能障碍，还能对语言理解、短时记忆、数字理解、执行能力等综合能力做出评价。具体操作是要求病人在白纸上独立画出一个钟，并标出指定的时间（例如9点15分），受检老人要在10分钟内完成，目前国际上普遍采用4分法记分：画出封闭的圆（表盘）1分，将数字安置在表盘的正确位置1分，表盘的12个数字正确1分，将指针安置在正确的位置1分。3~4分表明认知水平正常，0~2分表明认知水平下降。

（三）神经精神科问卷—照护者问卷版（NPI-Q）

NPI-Q临床用于评估失智症患者的精神行为症状的严重程度以及该症状给照护者造成的痛苦程度，共有12项内容：妄想、幻觉、激越/攻击行为、抑郁/心境恶劣、焦虑、情感高涨/欣快、情感淡漠、脱抑制、易激惹/情绪不稳、运动紊乱、夜间行为、食欲/进食障碍。NPI-Q可以对患者的精神行为症状做较为全面的评价。

（四）日常生活活动能力量表（Barthel Index, BI）

BI广泛应用于日常生活能力评价，有很高的信度和效度，其共有10项内容：进食、转移、修饰、如厕、沐浴、平地行走、上下楼梯、穿衣、尿便控制，每个项目根据是否需要帮助及其帮助的程度分为0/5/10/15四个等级，总分为100分。得分越高，独立性越好，依赖性越小。BI是目前世界上应用最广、信度效度较佳的残疾量表，并可应用于急性期的预后研究。

表 3-2-2 基本日常生活能力评定量表（Barthel 指数测定）

项目	评分标准	得分
1.大便控制	0分＝失禁或昏迷	
	5分＝偶尔失禁（每周＜1次）	
	10分＝能控制	
2.小便控制	0分＝失禁或昏迷或需由他人导尿	
	5分＝偶尔失禁（每24h＜1次，每周＞1次）	
	10分＝控制	

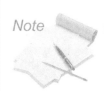

Note

续表

项目	评分标准	得分
3. 个人卫生	0分=需要帮助	
	5分=独立洗脸、梳头、刷牙、剃须	
4. 用厕	0分=依赖他人	
	5分=需部分辅助	
	10分=自理	
5. 吃饭	0分=依赖他人	
	5分=需部分辅助(夹菜、盛饭、切面包、抹黄油)	
	10分=自理	
6. 转移(床、椅)	0分=完全依赖别人，不能坐	
	5分=能坐，但需大量（2人）辅助	
	10分=需少量（1人）帮助或指导	
	15分=自理	
7. 活动（步行）（在病房及其周围，不包括走远路）	0分=不能步行	
	5分=在轮椅上能独立行动	
	10分=需1人辅助步行（体力或语言指导）	
	15分=独立步行（可用辅助器）	
8. 穿衣	0分=依赖他人	
	5分=需一半辅助	
	10分=自理（系、开纽扣，开闭拉锁和穿鞋等）	
9. 上楼梯（上下一段楼梯，用手杖也算独立）	0分=不能	
	5分=需帮助（体力或语言指导）	
	10分=自理	
10. 洗澡	0分=依赖他人	
	5分=自理	
总分		

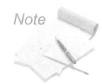
Note

二、失智症的分级评估

（一）总体衰退量表

可以评估痴呆患者认知功能所处的阶段，给照料者一个总体印象，对痴呆患者的治疗和护理有参考意义。它分为 7 个不同阶段：1~3 是痴呆前阶段，4~7 痴呆阶段。从 5 阶段开始患者就需要照顾。

（二）临床痴呆量表

适用于阿尔茨海默病或其他痴呆，采用访谈病人和知情者来获得信息，评估被试者记忆、定向、判断和解决问题、社区事务、家庭生活和爱好，个人照料情况等 6 个认知领域的表现。

第三节 失智症常见临床类型

失智症在临床上包括的类型较多，临床诊断较为复杂，照护者在简单做出评估基础上，如果发现患者有记忆力下降、精神行为或性格改变，兴趣爱好减少、一些基本的生活技能有退化等情况，就需要建议患者家属带患者到综合医院的记忆门诊或者精神病院的老年科就诊。以下是常见的导致失智症的疾病类型。

一、阿尔茨海默病

阿尔茨海默病（AD）是病因不明的进行性变性疾病，是失智症最常见的病因，首先由 Alzheimer（1907）年描述，AD 发病随年龄增高，65 岁及以上患病率约 5%，85 岁及以上 20%，男性与女性经年龄校正的患病率相等，约 5% 的 AD 患者有明确的家族史。通常起病隐匿，持续进行性发展，主要表现为认知功能减退和神经精神症状，表现为持续进行性的记忆、语言、视空间功能障碍及幻觉、妄想等精神行为症状。认知功能损害导致了日常生活能力下降，根据认知损害的程度大致可以分为轻、中、重三度。

（一）轻度：首先是近事记忆减退，随着病情发展，可出现远期记忆减退，即对发生已久的事情和人物的遗忘。部分患者出现视空间障碍，外出后不能找到家。言语常常逻辑性差，词不达

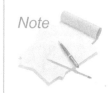

Note

意；还会出现焦虑、淡漠、兴趣减少、多疑、不爱清洁、暴躁易怒、收藏垃圾等一些精神行为异常。

（二）中度：除记忆障碍继续加重外，学习新知识和社会能力持续减退，逻辑思维、综合分析能力减退，语言功能进一步下降，还可以出现失用、失认等。精神行为异常如幻觉、妄想、淡漠、易激惹、攻击行为、睡眠障碍等也较前增多。

（三）重度：除上述症状逐渐加重外，还会出现语言功能丧失，缄默无语，与外界丧失沟通能力，不认识家人，不能完成简单的日常生活事项如穿衣、进食等。还会出现卧床、四肢强直，严重的大小便失禁等现象。此外，此期的患者可并发全身系统性疾病如肺部感染、压疮、泌尿系感染等，最终会因为并发症而死亡。

临床诊断依据为在上述临床症状的基础上，强调脑脊液中淀粉样蛋白（Aβ 和 Tau 蛋白）的检测、脑核磁共振（MRI）结构变化以及脑功能性改变（如脑 PET 检测显示 Aβ 沉积）。

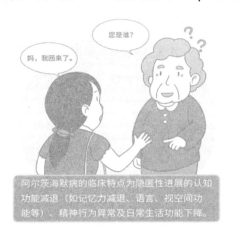

图 3-3-1 阿尔茨海默病临床特点

二、血管性痴呆

血管性痴呆（VaD）的发病年龄常常在 50 到 60 岁之间。VaD 的各型态学亚型为：①小血管梗死型痴呆、Binswanger、多发腔隙状态以及多发皮质—皮质下小梗死灶导致的痴呆。②多发梗死性痴呆。③关键部位梗死型痴呆。其中多发梗死型痴呆是 VaD 的常见类型。

VaD 的发病机制比较复杂，是多种脑血管疾病的结果，痴呆

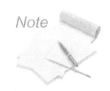

Note

的发生因血管病变的性质和部位而异。VaD 的起病一般较急，一般在某次卒中后痴呆症状变得明显，病程呈阶梯样加重，其认知功能损害常有波动，智能障碍可以只涉及某些局限的认知功能，如计算、命名等。患者的人格可保持完好，判断力亦可在相当长的时间无损害，可保持一定程度的自知力。有的病人有严重的焦虑和抑郁，明显痴呆的患者情感障碍可能表现为情绪不稳及失禁，情感暴发、强哭强笑，多数病人都有神经病学定位意义的体征，每一次卒中都可使痴呆症状加重，呈阶梯样进展。

除外多见的神经系统体征外，血管性痴呆的临床表现与 AD 很难区分，诊断根据以下临床特点可于 AD 鉴别：

（一）常伴高血压及其他部位的动脉粥样硬化；

（二）有反复发作的卒中或脑供血不足病史；

（三）情绪不稳和记忆力障碍为起病症状；

（四）人格和自知力较长时间内保留；

（五）智能衰退出现较晚；

（六）病程呈跳跃性加剧和不完全性缓解相交替的阶梯型进展；

（七）常有脑局灶性损害导致的神经系统阳性体征。

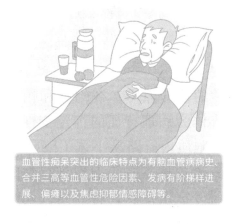

血管性痴呆突出的临床特点为有脑血管病病史、合并三高等血管性危险因素、发病有阶梯样进展、偏瘫以及焦虑抑郁情感障碍等。

图 3-3-2 血管性痴呆临床特点

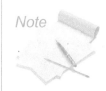

Note

三、额颞叶痴呆

额颞叶痴呆是以额颞叶萎缩为特征的痴呆综合征，是神经变性痴呆常见的病因，约占全部痴呆病人的1/4。组织病理学特点是特征性局限性额颞叶萎缩，杏仁核、海马、黑质和基底节均可以受累，缺乏Alzheimer病特征性的神经原纤维缠结和淀粉样斑。临床表现隐袭起病，缓慢进展，早期出现人格和情感障碍，如易激惹、暴怒、固执、淡漠和抑郁等；逐渐出现行为异常，如举止不当，无进取心，对事物淡漠和冲动等，口部过度活动，贪食，把任何东西放入口中试探；认知功能障碍，表现空间定向保存，行为判断能力和言语能力明显障碍，不能思考，言语少，词汇贫乏等。神经系统体征在病程早期可见强握反射，吸吮反射，晚期可出现肌阵挛，锥体束征及帕金森综合征。

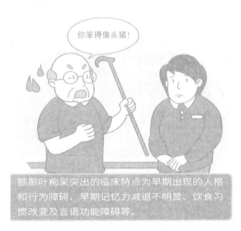

图 3-3-3 额颞叶痴呆临床特点

四、路易体痴呆

该病是以波动性的认知障碍、视幻觉和帕金森综合征为主要临床表现，以路易小体为病理特征的神经变性病。病理特点是大脑皮质和脑干神经元胞质内有路易小体（Lewy小体）。多在老年期发病，中青年患者很少见。主要表现进行性的痴呆、锥体外系运动障碍及精神障碍等三组症状，特点是波动性认知功能障碍，早期记忆障碍不明显，可出现失语、失用及失认，认知障碍和帕金森症状在一年内相继出现具有诊断意义。精神症状以成形的视

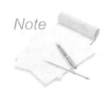

Note

幻觉为特点，可以出现肌阵挛、肌张力障碍、吞咽困难、睡眠障碍和自主神经功能紊乱等。MRI 扫描显示颞叶萎缩不明显，有助于和 AD 的颞叶内侧萎缩相鉴别。

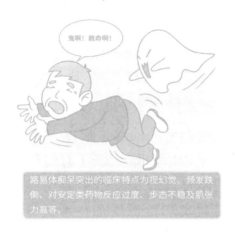

图 3-3-4 路易体痴呆临床特点

五、帕金森病性痴呆（PDD)

PDD 发病率在所有痴呆中占 3%~4%，在所有帕金森病患者中 PDD 的发生率为 24%~31%，临床核心症状有：

（一）注意力障碍，可有波动性；

（二）执行功能障碍；

（三）视空间能力障碍；

（四）自由回忆功能障碍，给予提示后可改善。

该病的特点是在帕金森病的基础上出现认知功能下降。

第四节 失智症治疗

到目前为止，失智症中仅有很少的一部分是可以治愈的，如正常颅压脑积水性痴呆和颅脑肿瘤性痴呆等。大多数失智症的病程是不可逆的，即随着病程进展病情逐渐加重，但是临床中通过药物治疗、认知促进、康复锻炼、心理治疗以及优质护理照料等综合措施可起到减轻病情和延缓发展的效果。

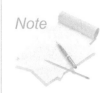

Note

一、药物治疗

（一）胆碱酯酶抑制剂： 能够增加脑内乙酰胆碱的含量，对痴呆患者的认知功能有改善作用，临床主要用于轻到中度痴呆患者的治疗。代表药物有盐酸多奈哌齐、重酒石酸卡巴拉汀等，临床最常见的不良反应有腹泻、肌肉痉挛、乏力、恶心、呕吐和失眠，同时有心动过缓的患者慎用，该药可导致心率下降。

（二）谷氨酸能受体拮抗剂： 盐酸美金刚能够调节谷氨酸活性，现已用于中晚期痴呆的治疗，推荐 10mg，一日两次口服。本品的常见不良反应（发生率低于 2%）有幻觉、意识混沌、头晕、头痛和疲倦。少见的不良反应（发生率为 0.1%~1%）有焦虑、肌张力增高、呕吐、膀胱炎和性欲增加。癫痫患者、有惊厥病史或癫痫易感体质的患者应用美金刚时应慎重。

（三）控制精神症状： 很多患者在疾病的某一阶段会出现精神症状，如幻觉、妄想、抑郁、焦虑、睡眠障碍等，可给予抗抑郁药物和抗精神病药物，常用的有西酞普兰、舍曲林、利培酮、奥氮平、喹硫平等。这些药物的使用原则是：①低剂量起始；②缓慢增量；③增量间隔时间要长；④最好使用最小有效剂量维持；⑤治疗个体化原则；⑥注意药物之间的相互作用。

二、非药物治疗

非药物治疗即通过认知功能训练、音乐治疗、精神运动疗法等办法，改善失智症患者的认知功能和精神行为症状，从而提高患者的日常生活能力。实践证实，通过认知功能训练可以使患者在学习新事物、记忆、执行功能、日常生活能力、总体认知、情绪等方面都有很大进步。通过让患者聆听能唤起愉快体验的熟悉音乐或歌曲，可以改善患者的焦虑抑郁情绪，尤其团体音乐治疗可以增强社会认同感和沟通交流能力；利用老物件或者老照片可以唤起老人对过去美好生活的回忆，对改善认知功能也有一定的益处。其他常用的非药物治疗办法还有精神运动疗法、日常生活

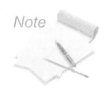

功能训练、环境疗法、多感官刺激等。

（张守字）

 思考题

　　一、失智症的临床表现是什么?

　　二、失智症的一般评估常用的量表是什么?

　　三、失智症药物治疗有哪几个方面?

第四章 与失智老人建立有效沟通

学习目标

1. 掌握与失智老人沟通前的准备内容
2. 掌握常见的语言沟通技巧
3. 熟悉常用的非语言沟通技巧

前　言

　　失智老人随着病情的发展，沟通能力受到影响。失智老人会因为表达不清楚而需要得不到支持和满足，或自己表达的内容不被人理解而产生一些失望、自卑、忧郁的情绪，也会因此出现一些所谓的"行为问题"。

　　每个人的行为背后都有其原因，失智老人照护员要关注失智老人行为背后的心理需求和动机，用恰当的沟通方式与失智老人沟通，使其需求得到关照和纾解。

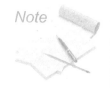

Note

第一节 沟通的准备

一、沟通前的态度准备

一个好的开始，就已经成功了一半，这句话用在与失智老人沟通上一点也不夸张。与失智老人沟通最好的态度就是"共情"。在沟通前，照护员要先觉察自己是否准备好了与老人共情。

失智老人的脑部功能退化，造成了记忆力、判断力、语言能力、抽象思考和逻辑推理能力降低，所以才会说出与平常老人不同逻辑的语言，有他们不同的情绪和判断，也就有了不同的行为。如果我们此刻有失智老人的大脑，或许我们跟他们的行为是一样的，我们希望照护者如何对待我们，我们自己就抱着这样的共情态度，去协助失智老人，去察觉并帮他们表达出需求。

每一位失智老人都有不同的生活经历，他们此时的认知功能也各不相同。所以在沟通前要运用共情技术，从身、心、灵的不同方面去同理老人做沟通准备。

二、沟通前的材料准备

在沟通之前还要通过查看照护记录或跟其他照顾者沟通，了解老人精神状态如何，情绪是否抑郁、焦虑不安。当老人有上述情况时，在沟通之前要了解不良情绪产生的原因，以便在沟通过程中共情老人的感受。

失智老人照护员通过查看照顾档案或询问其他班次照顾者，收集资料，要了解的内容如下：

（一）生理方面：查看照顾档案或询问其他班次照顾者，近2日的睡眠、进食、疾病、用药、疼痛、排便等是否有变化。

（二）心理方面：情绪是否稳定？近3天是否发生影响情绪的事件？近3天持续的情绪状态是什么？

（三）人际互动方面：近3天是否参与活动，与照顾者和其他老人的互动情况如何？

Note

（四）行为方面：近 3 天有没有情绪行为的表现。是否有其他异常行为。

（五）家庭支持方面：近 3 天家属探视和互动情况。

（六）机构环境方面：是否有新住户，与员工的沟通状况，物理环境是否有变化。

了解完老人的状况后，就可以去跟老人沟通了。

三、与失智老人建立信任关系

一个良好的信任关系的建立，是良好的沟通互动的前提。

在与失智老人见面时，脸上要有真诚、亲切的微笑，用开放的身体姿态靠近失智老人，跟他们礼貌地打招呼，征求他们的意见，问询他们方不方便跟你聊天。

有的沟通是有目的的，有的沟通没有目的。前者如你想让长辈吃饭、洗澡；后者可能是长辈的目光投向了你，你需要去回应她。

如果是有目的沟通，在沟通的开始，失智照护员要先与失智老人说明沟通的目的。谈话语句越简单越好，最好一句话只说一个事，每句话里字数尽量少，不要用多重反问句。

谈话时要在感受上多共情失智老人的感受。根据你之前了解到的老人的状况，跟老人开始沟通。对于老人说的内容除了关注言语表面的意思，要关注言语背后的情绪，然后给予失智老人情绪上的接纳和回应，让失智老人感觉你懂他、理解他，让老人觉得你没有评判他正不正常，跟你在一起聊天是安全的，这样的话你与失智老人的信任关系就建立了。

 事例 1：关于"善意谎言"的迷思

很多时候，我们在跟失智老人沟通时，失智老人会把我们带入到一个与现实情况不符的情景中。

例如，一位入住在养老院的失智老人说她这是在住招待所，她是来这里参加跳舞比赛的，其他人跟她不是一个县的……

此时，如果需要你接话了，你是要直接揭穿她，还是要说一个善意的谎言说这就是招待所，先认可她当下的感受，再与她沟通过

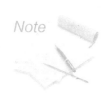

去关于跳舞比赛的回忆呢？直接揭穿老人，她会感觉自己糊涂了，很尴尬；说谎，则会让老人更困惑，或者觉得你不够尊重她，甚至感觉你不可信任。

第二节 语言沟通技巧的运用

一、肯定的技巧

肯定的技巧很常用，它有两种作用，一是让失智老人感觉到被接纳，认同老人言语和行为背后的情绪和感受，另外是能获得照护员自己的价值认同。

在与失智老人沟通时，对方会说一些与现实情况不符的事情，你首先要先认可他言语背后的情绪和情感。认同失智老人对那个情景的感受，不等于认同失智老人说的话是真的。失智老人照护员要耐心听他们的讲解，聆听他们背后的需要及情绪、感受。

当失智老人在完成一个活动时，要给予他肯定、赞赏，让他感觉到自己独有的价值。在聊天过程中也多去肯定他们过去的、今天的成就。

事例 2：肯定的力量

春节要到了，养老院照例要举办一场联欢晚会，养老院请曾是指挥家但现在已经失智的孙爷爷指挥一个养老院的大合唱《歌唱祖国》。孙爷爷坐在台下正看节目，负责催场的员工犯了难，说是去找孙爷爷上场，但孙爷爷说自己根本没有报名参加演出，怎么说都不上场。

孙爷爷已经忘记自己指挥大合唱的事，如此盛大的场合，自己毫无准备就要被人拉上台对于他来说太不安全了，所以他不上场。

这时照护员小蒋来到孙爷爷身边的座位坐下，说："孙爷爷，今天的节目里有个大合唱叫《歌唱祖国》，就是那首'五星红旗迎风飘扬，胜利歌声多么响亮，歌唱我们亲爱的祖国，从今走向繁荣富强。'（唱）"，此时爷爷已经有了安定感，因为音乐是失智老人保留比较好的记忆。

小蒋接着说："这个合唱的指挥临时有事，因为您是指挥家，

Note

过去也指挥过这支曲子，我们想邀请您上台指挥，要不其他的爷爷奶奶没有指挥找不到拍子。"

孙爷爷听了这些，他首先听了那首歌以后心里有了底儿，知道自己能胜任。接下来听说大家需要自己的帮助，他很愿意帮助别人，这让他觉得自己是有价值的人。孙爷爷答应了小蒋的邀请，表演过程中，台下孙爷爷的孩子们激动得热泪盈眶，因为他们又看到了自己父亲年轻时在舞台上指挥的飒爽英姿。养老院里其他老人也特别感动，因为他们看到即便成为一位失智老人，依然能被他人尊重、能贡献自己的价值。

二、释义的技巧

失智老人因疾病的关系，有时不能用言语清晰地表达自己，如果你认为她表达得不是很清楚时，你可以使用释义的技巧多做一些推理和尝试。帮助老人在沟通中减少挫败感，增加与他们内心世界的交流机会。

如果一位老人不能清晰表达自己，照护员也置之不理的话，久而久之失智老人的需求得不到满足，自己活得也像行尸走肉一样，生活质量和生活满意度降低，找不到生命的价值和意义。

事例3：释义的技巧

社工带完活动后，贾奶奶去护理站，拿了很多写着其他老人姓名的杯子，热情地挥手招呼社工们围着桌子坐下来。其他老人的眼神表现出很不愿意的样子，一直盯着贾奶奶的一举一动。因为她拿的都是大家的杯子。

此时，你可以问贾奶奶："您是看孩子们活动时说得口干舌燥，想让他们喝点水再走吗？"（释义，把失智老人要表达的内容跟失智老人确认并清楚地表达出来。）

奶奶笑了。"奶奶，我们最近有点感冒，用您的杯子怕传染给您，我去拿一些一次性杯子给大家倒水可以吗？"

照护员通过对贾奶奶行为或语言释义，既满足了贾奶奶好客的善意，又化解了其他老人不想自己的水杯被拿走的尴尬。

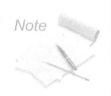
Note

三、中断的技巧

在与失智老人沟通时，有时失智老人会不断重复一段故事，有时失智老人因口音或表达不清晰，需要失智老人照护员做适当的中断。中断的方法有很多，如起身给失智老人倒水；把手放在对方的膝盖上，吸引她的注意力；开始接过话茬做一个提问，等等。但要注意在中断之前对失智老人说的话有一个内容反馈，让失智老人知道你听到她表达的内容了。

事例 4：中断的技巧

　　果奶奶每次跟照护员聊天时都会说一段她和她先生是如何相遇的回忆。讲完一遍以后还会再从头重复讲。

　　照护员可以在一段回忆接近尾声时进行中断，问："奶奶，您刚才说您和爷爷是在后海滑冰认识的，好浪漫啊。您有您和爷爷在一起时的照片吗？我很想看看。"（中断时先进行内容反应，然后提问。）

四、提问的技巧

在与失智老人沟通时提的问题，分为开放式问题和封闭式问题。

开放式问题指的是问什么、怎么样、如何的问题。要想让谈话继续下去，并且有一定的深度和趣味，就要多提开放式问题。开放式问题就像问答题一样，不是一两个词就可以回答的。这种问题需要解释和说明，同时向对方表示你对他们说的话很感兴趣，还想了解更多的内容。

封闭式问题是问是否、有无、对错之类的问题。封闭式问题有点像对错判断或给出几个答案的选择题，回答只需要一两个词。是指提问者提出的问题带有预设的答案，失智老人的回答不需要展开，只需要在照护员给的答案中选择一个即可。

通常，在失智老人的认知功能较好的阶段，多问开放式问题，刺激他们的回忆和语言功能。而认知功能较差时，问开放式问题通常会带给失智老人无法组织语言去回答问题的挫败感，所以会常用封闭式问题。这两种问题选择时要判断老人的认知功能，以不给老人带来挫败感为原则。

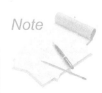

Note

事例 5：提问的技巧

　　在认知训练活动中，认知功能较差的吴奶奶语言功能已经受损，这时社工正在询问每一位失智老人喜爱吃什么水果，如果直接问吴奶奶喜欢吃什么水果，她会磕磕巴巴很着急地说不出来。这是通过日常的生活照料中发现的，她不能回答开放式问题，但是经提示可以想出来词语的发音。所以轮到吴奶奶的时候，社工说："吴奶奶，我看您女儿经常给您买苹果，您是不是喜欢吃苹果？""是！我喜欢苹果。"

五、具体化的技巧

　　具体化技术是指照护者帮助失智老人清楚、准确地表达他们的想法，以及他们用的概念、词语，他们所体验到的情感和经历的事情。因为脑部语言系统受损，失智老人会忘记词、语法等，在沟通过程中，当你觉得失智老人说的话出现了问题模糊、表达不清的时候，需要用具体化技术澄清。

事例 6：具体化的技巧

　　在一个认知训练活动中，失智老人照护员问老人："什么东西是红色的？"老人看上去很着急，用手比画着说："就是那个、吃的，甜……"这时你就可以跟她用具体化的技术去确认："您是说苹果吗？是火龙果吗？"当说对了以后，要给予失智老人反馈，尽量让她感受不到挫败感："我们有时候就是这样，一个词儿在嘴边，就是记不起来了。"奶奶说："可不是嘛，就在嘴边。"

　　具体化技巧与释义技巧很接近，在这里做一些区别。具体化是指照护员帮助失智老人清楚、准确地表述自己所持有的观点、所用的概念、所体验到的情感以及所经历的事件，澄清那些重要、具体的事实；释义是指照护员把失智老人陈述的主要内容经过概括、综合和整理，用自己的话反馈给求助者，以达到加强理解、促进沟通的目的。两者的区别在于，具体化更多是为了帮助老人理清自己的思路，而释义则更多是为了回应给老人自己是否听清楚了他的话，以促进彼此的沟通关系。

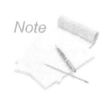

六、情感反映的技巧

　　情感反映技术指的是照护员把失智老人聊天时所表达出来的情绪、情感的主要内容进行概括和整理，然后用他们两个之间能沟通的语言，反馈给失智老人，加强对失智老人情绪、情感的理解。

　　事例7：情感反映的技巧

　　夜里刘奶奶抱着被子出来直奔电梯，非常着急、强烈地要回家找妈妈。失智老人照护员过来跟刘奶奶说："奶奶，看着您这么着急的样子，是不是家里有急事啊？"（情感反应，把老人的情感说出来，失智老人感受到自己的情感被认同。）

　　"对啊，我妈妈病了，我得赶紧回去照顾她！这门怎么打不开？急死我了，你快帮我看看。"（通过老人的反馈，已经建立了初步的信任关系。）

　　"奶奶，这个门夜里是锁上的，看门大爷早上8点上班，他上班后咱们再跟他说开门。咱们先到屋里，我陪您等一等。"

七、自我开放的技巧

　　自我开放也称"自我暴露"，指失智老人照护员提出自己的情感、思想、经验与失智老人共同分享。适当的自我开放，能增进照护员与失智老人之间的关系。

　　事例8：自我开放的技巧

　　在园艺活动中，照护员小李发现张爷爷尿裤子了。张爷爷的表情也显得很局促，一直坐在椅子上不活动。这时，活动结束了，小李先是请同事把其他老人都陆续送回房间，然后只剩下张爷爷和照护员两个人，小李来到张爷爷身边说："爷爷，实在不好意思，花园里没有设计临时卫生间，让您着急了，我扶您回去，咱们去洗个澡。""爷爷，我的妈妈上了年纪后，也会经常失禁，我带她出去玩她总是不愿意，后来才跟我说一出门就怕找不到厕所，所以宁愿待在家里。后来我再带她出门就会帮她穿一个裤形的纸尿裤，也没有什么难为情的，为了提高自己的生活质量，还是有很多办法的。"

　　通过这样的小小的自我暴露，小李跟张爷爷分享了自己的小秘密，他们的距离更近了。这样的自我暴露让张爷爷感觉自己不是人

Note

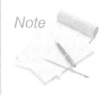

群中最差劲的，不是只有自己才会尿裤子。也感觉到了小李对自己尿裤子的行为没有嘲笑和评判，而觉得很是自然地接纳，还给自己想了解决的办法。

以上各种沟通技巧的运用是基于心理咨询部分技巧和失智老人照护经验的总结，如果失智老人照护员愿意再深入学习，可以去学习心理咨询的相关课程。

第三节 非语言沟通技巧的运用

一、身体语言沟通

与失智老人的沟通，照护员自身的身体语言的表达、觉察失智老人的身体语言，是非常重要和常用的。

（一）身体姿态

与失智老人沟通时，观察老人的身体姿态，如果老人的双手交叉一直紧紧抱在胸前（封闭的姿态）（图4-3-1），你就要注意老人是否对环境有警惕，是不是有什么让他觉得不安。

照护员在与失智老人沟通时也要注意，自己的身体状态是不是打开的。在倾听失智老人说话时，身体要微微前倾，让老人感觉到你在认真又耐心地听他说话。

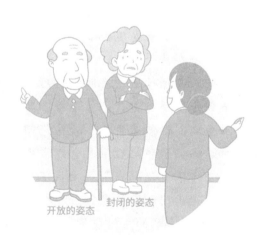

图 4-3-1 身体姿态

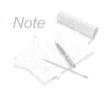

Note

（二）表情

在沟通过程中，照护员要时刻观察失智老人的表情（图4-3-2），他是紧张的表情，还是平静的，是焦虑的，还是忐忑的。

照护员与老人沟通时，也要注意自己的表情，常用的是平静且微笑的表情，但要根据沟通内容，与失智老人的情绪情感进行共情，用与老人所表达的内容背后同样的表情，比如失智老人说的是一件痛苦的事，照护员要用表情表达出共情和安慰。

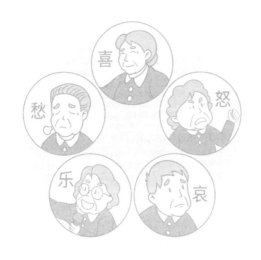

图 4-3-2 面部表情

（三）目光

常言道："眼睛是人心灵的窗口。"一个人的眼睛里常常在表达很多心思。照护员在与失智老人沟通时，目光不能游离，要尽量注视失智老人的眼睛。当你用一种接纳的、理解的眼神，看进失智老人的眼睛，就能快速拉进你们之间的距离，获得失智老人的信赖。

对于长期照料失智老人的照护员来说，因为工作的性质难免有时会不耐烦，如果你发现你不能认真地与失智老人四目相对去沟通的时候，你需要向你的主管领导求助。适当地做清空和舒压的活动，去调整自己的状态，然后更轻松地回到照护工作岗位。

（四）抚触

对于处于失智后期完全丧失了语言功能的老人，照护员与老人的沟通可以通过抚触，让失智老人觉得他们与外界还是有联结和交流的。

常用的是手部的抚触和背部、足部、腿部的抚触（图4-3-3）。

Note

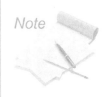

做抚触之前，注意不要让失智老人感到不尊重和身体被侵犯。

　　人的手部有着丰富的神经感受器，所以照护员可以先轻轻地碰一下失智老人的手，当他没有反感立刻抽回的情况下，去握握他的手，手心、手背有节奏地来回地抚、轻拍、按压，边做抚触边说些话，虽然对方不会回应，但照护员轻柔的语调、温暖的声音都会让老人感觉到安定和被关照。

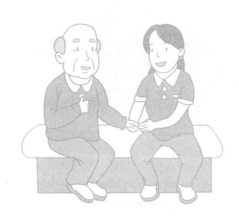

图 4-3-3 适当的抚触

　　在一些以身体为主要工具的表达性艺术治疗研究领域中，如舞动治疗、戏剧治疗，认为人的身体是人最大的潜意识呈现。语言是人类很早就运用的表达工具，所以也就学会了掩饰。很多时候身体语言传达出来的内容比语言更真实更值得信赖。所以在非语言沟通技巧中，一是要练习去觉察失智老人的身体语言在表达什么内容，照护员可以通过模仿来体验。另外是要注意照护员肢体语言所呈现出来的内容。态度、言语和行为要保持一致，让失智老人从内心里真正感受到照护员在与他们沟通过程中，对他们的理解、认同、肯定和接纳。

二、其他材料的使用
（一）照片

　　在沟通过程中，可以使用家人提供的家庭相册，跟老人回忆或利用家人提供的线索，跟失智老人讲照片故事。这也是能让照护员

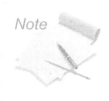
Note

和失智老人关系走近的好办法。在分享照片的过程中，老人会想起一些过去的回忆，打开他情绪情感的魔盒，人的状态也会变得生动和丰富，失智老人会感觉到自己与眼前这个陌生的世界还是有联系的。

对于老人记忆比较深刻的照片，可以放置在他房间中，让失智老人觉得他生活的环境不是全然陌生的。

（二）怀旧物件

很多专业失智照料机构会布置怀旧空间，根据入住机构失智老人的平均年龄，然后推导或与他们自己、家人去沟通，找到大家记忆都比较深刻的那个时期的物品，如缝纫机、粮票等。将这些怀旧物件布置在失智老人生活的区域，有的物品平时的活动中可以利用来做怀旧活动；有的物品可以使用，如缝纫机，老人可以去缝缝剪剪，最大限度地参与到生活中。

（三）音乐

通常，一个人对自己 10-25 岁左右听过的音乐记忆会比较难遗忘。在很多失智老人照料的活动中，音乐治疗也是常用的能给多数失智老人带去丰富的情绪情感的安全的方式。音乐在失智老人照料中，根据一些专业失智照料机构的全职音乐治疗师多年的实践，可以通过团体和个案的方式进行干预。即有音乐治疗师的干预，在音乐治疗理论指导下，社工和护理员带领失智老人做音乐小组活动。可以从环境音乐、情绪纾解与表达、社交关系促进、认知功能训练等多个维度设计和开展音乐活动。

音乐属于每一个人，即便不是音乐治疗师，你同样可以很好地用音乐去支持失智老人。

（四）笔谈

有的失智老人有听力障碍，通过语言沟通很困难。笔谈是一种很好的方法。照护员先把自己想要跟失智老人沟通的想法写在纸上邀请他。然后给失智老人准备一支颜色不同的笔，你一行，他一行，一问一答，就可以在纸上聊起来了。有的长辈很幽默，说自己有件事做得好是赶鸭子上架，然后在笔谈纸上，还画下了鸭子和架子。

与失智老人的沟通，随着经验的增加和照顾者自身修为的成长，会达到一种"心中有剑而手中无剑"的境界。心中的那把剑是照护

Note

者的心和态度，我们深深地理解失智老人此时的境遇，能共情到他们的心情，想帮助长辈的生活和生命质量更高。而手中无剑指的是，你身边的一切元素，都可以成为达到你目标的工具，你可以使用语言、身体、实物、音乐、宠物、植物等材料或工具，成为一个通道，通向失智老人的心，让他们感受到你的关照和温暖。

（江淑一）

 课后思考与练习

一、对于失智老人的照护有哪些语言类沟通技巧？

二、除了语言，在沟通过程中还要注意哪些非语言的信息传达？

Note

第五章 失智老人精神行为问题管理

本章大纲

第一节　失智症合并精神行为的评估

第二节　失智症合并精神行为的应对策略

学习目标

1. 掌握精神行为问题的评估
2. 掌握精神行为常见问题的原因的分析方法
3. 掌握常见问题的应对策略
4. 熟悉干预措施的制定方法和效果评价

前　言

　　随着疾病进展，失智老人 90% 左右会出现不同程度的行为和精神症状。这些行为和精神症状不仅会给失智老人自身带来痛苦，也会给其家庭成员及照护者造成困扰。在照护者不理解这些症状时，会认为失智老人很难照料，会认为老人是故意找麻烦，不愿接近或继续照料老人。事实上，失智老人并非故意找麻烦，而是疾病影响了他们的大脑，导致他们的思维和行为发生异常情况。照护员通过学习掌握精神行为问题的常见表现及应对策略，尽可能地降低失智老人出现精神行为症状的频率和程度，以减少照护压力；并且在失智老人出现精神行为问题时给予恰当的回应。

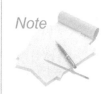

Note

第一节　失智症合并精神行为的评估

一、精神行为症状概念

失智症的精神行为症状（behavioural and psychological symptoms of dementia，BPSD）指的是失智老人常常出现的思维、感知觉、心境和行为障碍。其在疾病特定阶段，发生率可高达 70%~90%，最常见者为抑郁、人格改变、妄想、焦虑、幻觉、恐惧、睡眠障碍和行为紊乱等，在记忆力严重损害后，往往发生幻觉、妄想。

二、症状评估（精神行为症状的常见表现）

（一）妄想

失智症因记忆力减退，不记得把东西放在哪儿而出现一种具有特征性的"偷窃"妄想（图 5-1-1）。与此相似的有因人物定向障碍，不认识家人或配偶，而认为他们是骗子，是冒名顶替者（Capgras综合征）。其他常见的妄想还有家人、护理人员有意抛弃他（约3%~18%），配偶不忠（1%~9%）。这些症状往往令家人倍感困惑，疲于应付，也是造成老人对家人人身攻击的主要原因。

延伸阅读：

幻觉（Hallucination）：指没有现实刺激作用于感觉器官时出现的知觉体验，是一种虚幻的知觉。幻觉是临床上常见的精神病性症状，常与妄想并存。

妄想（Delusion）：是一种病理性的歪曲信念，具有以下特征：①思维内容与事实不符，没有客观现实基础；②患者对自己的想法深信不疑，不能被事实纠正，与其所接受的教育和所处的文化背景不相称；③妄想内容均涉及患者本人，总是与个人利害有关；④妄想具有个人独特性，不为任何集体所共有。

谵妄状态（Delirium）：谵妄状态是一种病因学上非特异性的急性脑器质性综合征，特点为意识障碍，同时产生大量错觉和幻觉，以幻视为多，在感知觉障碍的影响下，患者多伴有紧张、恐惧等情绪反应和相应的兴奋不安、行为冲动、杂乱无章。思维方面则言语

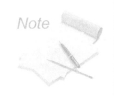

Note

不连贯，不断喃喃自语；对周围环境定向可丧失。谵妄状态多在晚间加重，持续时间可数小时至数日不等，一般与病情变化有关。

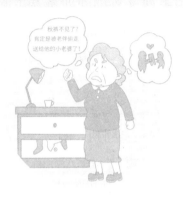

图 5-1-1 妄想

（二）幻觉

失智症幻觉发生率约 21%~49%，平均为 28%。幻听最常见，其次为幻视，多出现在傍晚，常为小人、儿童或矮子，其他幻觉少见。听觉或视觉有缺损的老人较易出现幻觉。应注意的是，幻觉可能为重叠于失智症的谵妄状态，医生应排除药物或合并躯体疾病的可能。

（三）错认

表现对自己的住所、本人、身边其他人以及电视场景等的错误感知。有错认的失智老人混淆现实与视觉的界限，他们往往把荧屏中的人像、照片和镜中人误认为真人并与之对话，仿佛镜中的自己为另一陌生人，或认为室内有他人入侵。这是由于认知功能缺损引起的，年龄较轻和发病年龄较早者往往有错认。

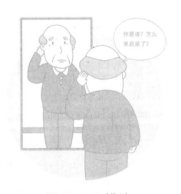

图 5-1-2 错认

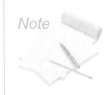

Note

（四）焦虑、恐惧和抑郁

对即将发生的事件的预期性焦虑和害怕独处都是失智症，特别是 AD 最常见的症状。表现反复询问即将发生的事情，或者害怕独处，也有表现为害怕人群、旅行、黑暗或洗澡之类的活动。抑郁也很常见，有报道可高达 80%。主要表现情绪低落、悲观、无助感、无望感等消极情绪。

（五）人格改变

失智老人人格改变常见，固执、偏激、自我中心、自私、依赖性、漠不关心、敏感多疑、不负责任、骂人言语粗俗、行为不顾社会规范、不修边幅、不讲卫生、不知羞耻可发生于失智症早期。

（六）行为症状

失智老人除动作单调、刻板外还有无目的或怪异行为，如藏匿物品、拾破烂、无目的漫游、攻击行为等。行为症状往往随失智症程度而加重。

（七）其他

1. 睡眠障碍：约半数失智老人正常睡眠节律紊乱或颠倒。白天卧床，晚上到处活动，骚扰他人。动作重复刻板，愚蠢笨拙，如反复关启抽屉，无目的地把东西放进拿出，反复扭转门锁，玩弄衣扣，或回避交往，表现退缩、古怪、纠缠周围人，不让家人走开。

2. 灾难反应：指主观意识自己智力缺损，却极力否认，在应激状态下产生的继发性激越。例如为掩饰记忆力减退，失智老人用改变话题、开玩笑等方式转移对方注意力。一旦被人识破或揭穿，或对失智老人生活模式进行任何干预，如强迫失智老人入厕、更衣都不堪忍受而诱发"灾难反应"，即突然而强烈的言语或人身攻击发作。

3. 夕阳综合征：其特征为白天烦躁、夜间失眠、定向障碍、激动、猜疑、嗜睡、精神错乱、共济失调或意外摔倒。见于过度镇静的老人和失智老人，精神药物（镇静安眠药）不能耐受、感染、外伤、环境改变或外界刺激减弱如在光线暗淡的黄昏，人物景象不易辨识时。躯体病也可诱发夕阳综合征。此时痴呆与谵妄共存，导致认知功能急剧衰退。一旦躯体疾病得到治疗，认知功能也渐趋平稳。

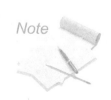

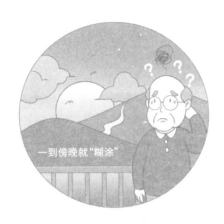

图 5-1-3 夕阳综合征：一到傍晚就"糊涂"

三、失智老人精神行为症状评估

（一）神经精神科问卷——照护者问卷版（NPI-Q）

请根据被评估者出现记忆问题以来发生的变化回答以下问题。

只有在过去的一个月内存在的症状才评估为"是"，否则评为"否"。评为"是"的症状需：

1）评定症状的严重程度（如何影响被评估者）：

　　1 = 轻度（明显的，但不是显著的变化）

　　2 = 中度（显著的，但不是剧烈的变化）

　　3 = 重度（非常显著，剧烈的变化）

2）评定你因该症状所经历的痛苦（如何影响你）：

　　0 = 毫无痛苦

　　1 = 轻微（轻微痛苦，应付起来没问题）

　　2 = 轻度（并不非常痛苦，通常比较容易应付）

　　3 = 中度（相当痛苦，并非总是很容易应付）

　　4 = 重度（非常痛苦，难以应付）

　　5 = 极度或非常严重（极度痛苦，不能应付）

请仔细回答下列问题。如果有问题，可向工作人员请教。

妄想	他有什么你知道是不真实的信念吗？如坚持认为有人要伤害自己或偷自己的东西？
是　否	是　否　　严重程度　1　2　3　　　　痛苦　0　1　2　3　4　5

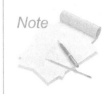

Note

续表

幻觉	他有错误的视觉或声音等幻觉吗？他似乎看见、听见或感觉到并不存在的东西吗？		
是　否	是　否　　严重程度 1 2 3		痛苦 0 1 2 3 4 5
激越/攻击行为	他有时候拒绝他人帮助自己，或难于相处吗？		
是　否	是　否　　严重程度 1 2 3		痛苦 0 1 2 3 4 5
抑郁/心境恶劣	他看起来悲伤或说自己感到抑郁吗？		
是　否	是　否　　严重程度 1 2 3		痛苦 0 1 2 3 4 5
焦虑	他与您分开时是否感到不安？他是否有其他紧张不安的迹象，如气短、叹息、无法放松或感到过度紧张？		
是　否	是　否　　严重程度 1 2 3		痛苦 0 1 2 3 4 5
情感高涨/欣快	他看起来是否感觉太好或表现得过度愉快？		
是　否	是　否　　严重程度 1 2 3		痛苦 0 1 2 3 4 5
情感淡漠/漠不关心	他是否好像对日常活动或别人的活动和计划不太感兴趣？		
是　否	是　否　　严重程度 1 2 3		痛苦 0 1 2 3 4 5
脱抑制	他是否好像表现得很冲动，如对陌生人说话仿佛自己认识对方，或说一些可能伤害别人感情的话？		
是　否	是　否　　严重程度 1 2 3		痛苦 0 1 2 3 4 5
易激惹/情绪不稳	他是否不耐心或脾气暴躁？他是否在应付时间延误或等待计划好的活动方面都有困难？		
是　否	是　否　　严重程度 1 2 3		痛苦 0 1 2 3 4 5
运动紊乱	他是否专注于反复动作，如来回踱步、扣纽扣、绕绳子，或反复地做一些事情？		
是　否	是　否　　严重程度 1 2 3		痛苦 0 1 2 3 4 5
夜间行为	他夜间醒来、早上起得特别早，或白天过度地打瞌睡吗？		
是　否	是　否　　严重程度 1 2 3		痛苦 0 1 2 3 4 5
食欲/进食	他有无体重减轻或体重增加，或喜好食物的类型有变化吗？		
是　否	是　否　　严重程度 1 2 3		痛苦 0 1 2 3 4 5

（二）精神行为症状评估

认知缺损症状、精神行为症状和社会及日常生活能力减退是失智症主要的临床表现。AD患者最常见的精神行为症状为淡漠（72%）、激越（60%）、抑郁焦虑（48%）和易怒（42%）。其中淡漠、抑郁、

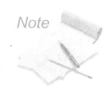
Note

焦虑出现较早，而幻觉和激越出现在病程的中晚期。

评估 BPSD 常用阿尔茨海默病行为病理评定量表（the behavioral pathology in Alzheimer disease rating scale, BEHAVE-AD）, Cohen-Mansfleld 激越问卷（Cohen-Mansfield agitation inventory, CMAI）和神经精神症状问卷（neuropsychiatric inventory, NPI）, 通常需要根据知情者提供的信息进行评测。这些量表不仅能够发现症状的有无，还能够评估症状的频率、严重程度以及对照料者造成的负担，重复评估还能监测治疗和干预效果。

四、诱发因素评估

（一）环境因素评估

1. 居住环境或日常活动场所改变，需要熟悉新环境。

2. 长期居住环境进行装修，房间格局发生变化，家具更换。

3. 刺激过度，环境过于嘈杂、拥挤。

4. 活动空间色彩过于单调，老人不喜欢。

（二）照护方式评估

1. 照护者因素（如照护者感到压抑和抑郁，倾向于采取消极交流方式或不良应对方式等）照护方式简单、粗暴。

2. 强迫老人做不愿做的事。

3. 拒绝失智老人做力所能及的事。

4. 不能及时满足老人的生理及心理需求。

5. 对老人的喜好不了解，照护员按自己的判断提供照料方式。

6. 作息时间不规律，失智老人难以适应。

（三）沟通方式评估

1. 沟通方式简单或根本不沟通。

2. 照护员语言表达内容较多，老人不理解或记不住。

3. 对失智老人多用命令、批评、指责的沟通方式。

4. 失智老人存在听力障碍，难以听清沟通内容。

5. 沟通过程中，失智老人感到不被尊重、理解。

6. 照护员声音过大，使老人感到紧张。

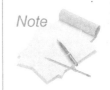

Note

（四）情绪状态评估

1.对即将发生的事情感到焦虑。

2.对陌生的环境和人感到紧张、恐惧。

3.容易悲伤、哭泣，情绪低落。

4.自我评价低，拒绝照护员的各种建议，拒绝做力所能及的事情。

5.容易发火，伴有冲动行为。

6.急性躯体疾病,如疼痛、泌尿系感染、发热、呼吸道和肺部感染、便秘、心绞痛、一过性脑缺血、低血糖、皮肤瘙痒、腹泻、营养不良等，以及药物不良反应等

（五）照护者情绪及态度评估

1.照护者压力过大，感到力不从心。

2.照护者缺乏耐心，情绪不稳，经常批评、指责失智老人。

3.照护者缺乏失智相关疾病知识，否认疾病表现，认为失智老人是故意作对。

4.照护者因照料原因缺乏社会交往和娱乐活动。

5.照护者感到身心疲惫，情绪低落。

（六）失智老人兴趣爱好的评估

1.不了解失智老人的兴趣爱好，强迫老人做不喜欢的事。

2.不了解失智老人喜欢的食物、服饰以及活动等。

3.不了解失智老人病前的生活方式及作息制度。

4.不了解失智老人的生活经历。

五、风险评估

（一）对失智老人带来的风险

1. 淡漠

淡漠是失智症患者病情恶化或进展的标志，且长期居住在养老院或医院者淡漠的发生率会相对更高。

（1）失智老人表现对外部事物漠不关心，动机缺乏，意志减退，兴趣降低，表情冷漠等。

（2）目的性行为减少，淡漠的失智老人不会主动与人交流，表

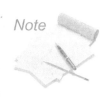

Note

达自身内心感受，提出自己的意愿。

（3）他们会更多地依赖照护者，需要更多帮助、管理和资源利用，进一步增加了照护者身体负担和心理压力。

（4）失智老人表现情感冷漠，对家人漠不关心，无明显情感反应。

2. 外走

外走行为是指没有准备或没有告诉家属突然离家外出。由于失智老人认知功能下降，时间定向障碍，外走后可能会找不到回家的路，可能会给老人造成严重后果，甚至危及生命。

（1）从养老机构或医院外走，由于失智老人对疾病无自知力，拒绝接受治疗而外走。

（2）从自家外走：失智老人出现徘徊症状，或者在精神症状影响下，担心自身安全外走；想回家（已经在家里）或外出找人而外走。

（3）由于认知障碍，外出后找不到回家的路，导致走失。

（4）意识不清或处于朦胧状态的失智老人，也可能受到错觉和幻觉的影响为躲避恐怖或迫害而外走。

（5）照护员照护方法不当、态度生硬等也是造成失智老人外走的原因。环境设施有漏洞或损坏未及时修补；老人借外出检查或活动机会外走。

3. 饮食、食欲异常

（1）失智老人的异常进食行为中，最常见的表现为进餐前口头拒绝进食，主诉："不吃""不饿""已经饱了"，吐出食物、进餐前或进餐时出现不耐烦的行为，进餐时注意力不集中，拒绝协助进餐、拒绝张嘴等。

（2）进食速度快，进食量大导致噎食风险。

（3）只吃确定的食物种类和液态食物。

（4）只吃甜点或糖果而忽略其他食物。

（5）吃纸制品、调味品或其他非饮食物品。

（6）食欲亢进，反复要求进食。

（二）对他人带来的风险

1. 激越、攻击行为

（1）攻击行为具有极强的爆发性和破坏性，会对攻击对象造成

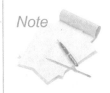

Note

不同程度的伤害，甚至威胁生命。

（2）失智老人受幻听支配攻击他人；受妄想的影响误认为某人在监视自己或陷害自己，于是先发制人伤害对方；或意识障碍下出现冲动性暴力行为，这类行为最难以预防。

（3）失智老人由于嫉妒妄想而出现冲动伤人行为，怀疑配偶有外遇，对配偶有言语及行为的攻击行为在临床也比较常见。

（4）怀疑照护者要害自己或偷自己的东西，出现对照护者的冲动行为。

（5）既往有暴力史是最重要的暴力行为预测因素之一；男性，体格健壮，生活在频发的暴力环境，习惯以暴力行为来应对挫折的个体最易发生暴力行为。

（6）因否认自己有失智症，拒绝入住养老机构或精神病院，对陌生环境抵触，使老人产生恐惧而出现攻击行为。

（7）不喜欢、不信任照护者，照护者态度粗暴，失智老人的需求没有得到满足，强迫老人做不愿意做的事，照护者对老人言语伤害，都可引发攻击、暴力行为。

2. 沟通困难

失智老人在不同阶段会表现出交流困难，早期常常表现出找词困难，理解表达困难，主动交流的意愿减退，由于老人短期记忆受损，导致老人很难跟得上别人的谈话；由于注意力下降，很难专注在谈话上；由于失智老人思维混乱，常引起沟通障碍；加之语言能力逐渐丧失，一旦沟通遇到挫折，就容易引发情绪问题，甚至更激烈的行为问题（比如发脾气、骂人、打人）。

第二节　失智症合并精神行为的应对策略

一、调整沟通方式

照护员如何与失智老人沟通成为一个重要的问题，良好、顺畅、愉快的沟通可以增进感情，增强信任，同时也可以减轻照料负担，减少精神行为的发生。

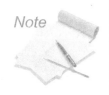

Note

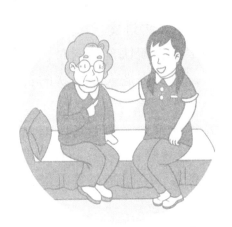

图 5-2-1 照护者与老人面对面进行沟通

（一）以尊重的态度与老人沟通，要保持耐心，不要指责批评老人。

（二）用老人喜欢的名字或尊称称呼老人，恰如其分地赞美老人，有助于和老人拉近距离。

（三）照护员与老人沟通时保持眼神交流，说话的语气要温和，语速放慢，音量大小合适。

（四）在实施护理任务前，告诉老人要做什么，征得老人同意。

（五）跟老人沟通需要简单明了，一次只问一个问题，要留给老人充足的时间去理解和反馈。

（六）多鼓励老人做力所能及的事情，不管做的是好是坏，都要鼓励老人。

（七）即使老人某件事没有做好，也不要直接指出错误或者埋怨，可以引导老人尝试别的方法。

二、提供个性化生活管理策略

（一）饮食管理

1. 伴有精神行为问题的失智老人常伴有进食不规律或拒绝进食的问题，照护员应定时督促老人进食，保证入量。

2. 如失智老人在精神症状影响下不愿进食，要分析原因。如果是因为老人对照护员不信任，担心被害，可换老人信任的其他照护员照料老人进食。

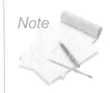

Note

3. 如老人因情绪波动而拒绝进食，此时不要强迫老人进食，可暂缓进食，等老人情绪稳定后再进食。

4. 提供营养均衡、荤素搭配饮食的同时，要尊重老人原有的饮食习惯（米食、面食），避免因老人不喜欢的食物而出现拒食或激惹现象。

5. 失智老人偶有异食现象，因为老人认知损害，判断能力受损而出现误食，照护员应加强观察，将容易与食物混淆的物品收起来。

6. 对于食欲增强的老人，应限制每餐入量，避免因暴饮暴食引发的消化不良或胃部不适。

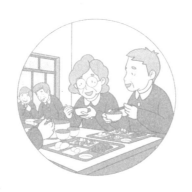　　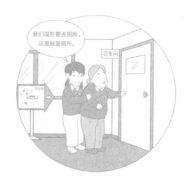

图 5-2-2 饮食管理：荤素搭配　　　　图 5-2-3 排泄管理：厕所标识清楚

（二）排泄管理

1. 失智老人因记忆损害和视空间障碍，会出现需要大小便时不知如厕，找不到厕所，随地大小便或尿湿衣裤的情况，所以厕所要有明显标识。

2. 照护员要通过记录老人日常如厕的时间和频次，来评估老人的排泄习惯。制定一个如厕时间表，定时带老人去卫生间。避免因找不到卫生间而引发精神行为问题。

3. 善于识别老人出现排泄需求的迹象。当老人出现尿意或便意时，照护员能够及时予以识别。照护员要了解的是，失智老人已经没有能力用语言来明确表达想上卫生间的需求，而可能通过身体语言或表情来表达。

照护员需要细心观察，将会发现和理解老人特定的表达方式。

4. 卫生间要保持充足的照明，晚上卫生间也要有盏灯彻夜开着，

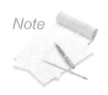

Note

确保老人起夜时，能够循着光亮走过去。

5.定时引导老人如厕。尽量采取坐位，避免疲劳。避免大便秘结，及时处理便秘。

6.应定时督促老人如厕，如尿湿衣裤应及时更换，注意保持会阴部皮肤清洁干燥。

7.一旦老人出现排泄问题，起夜时照护员需要陪同老人去卫生间。防止老人因找不到卫生间把垃圾筐当马桶用。

（三）个人卫生照料

1.照护员要根据失智老人的生活自理能力督促协助老人完成生活照料。

2.照护员不要包办代替，让失智老人做力所能及的事，维持原有技能。

3.洗澡之前做好沟通很重要，取得老人配合。如老人拒绝，要了解原因（不会洗、懒得做、担心衣服会被偷走、认为已经洗过），给予恰当的解释劝说，可以让老人比较亲近或信赖的人跟老人沟通。注意水温，防滑倒。

4.失智老人不愿洗澡时，照护员不要强迫他们。强迫只能使抗拒行为升级，可能在日常生活中出现更多的行为问题，增加照料难度。

5.如果老人非常抗拒去浴室洗澡，可以采用替代的方法，比如在房间里擦澡，每次只清洗身体的一部分，使用免冲洗沐浴露等。

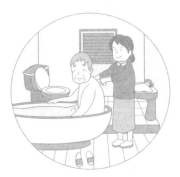
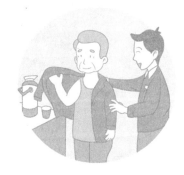

图 5-2-4 个人卫生照料：协助老人洗澡　　图 5-2-5 协助老人更衣

（四）衣着照料

1.照护员应了解老人在穿衣方面的能力和需求，以便提供相应的帮助。

Note

2.简化老人对衣物的选择，老人的衣柜内只放简单应季的衣服，避免过多。避免老人因选择不当或选择困难而引发精神行为问题。

3.如果老人很喜欢某件衣服，总是要求反复穿着，甚至拒绝替换，照护员可以建议家人为老人购买一件相同或相似的衣服，这样既可以及时换洗，又能保证老人可以穿着他们喜欢的衣服。

4.如果老人拒绝穿衣服，照护员可以先停下来，稍后再做尝试，不要强迫老人马上穿上衣服。

（五）睡眠障碍

1.帮助失智老人安排合理的作息时间表，督促老人按时起床，按时就寝，养成良好的作息习惯。

2.创造良好的睡眠环境，房间不要太黑，可以开暗灯，消除老人因明亮度明显的变化而产生的恐惧，引发精神行为问题。

3.调整老人睡眠颠倒的情况，白天可安排老人做一些益智游戏和手工活动，减少白天打盹的情况，以保证夜间睡眠质量，减少夜间精神行为问题发生。

4.半夜老人吵闹，不要突然开灯，也不要大声斥责，对老人要轻声解释，引导入睡。

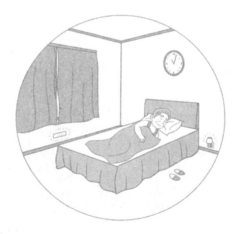

图 5-2-6 睡眠照护：房间简洁、空间足够、暗灯照明

三、照护人员的情绪调整

（一）增加照护员对失智症相关疾病知识及护理相关技能学习，了解失智老人疾病症状，理解老人异常行为背后的原因，提高自我

Note

认知及应对能力，降低负性情绪，减轻照护压力。

（二）技能培训主要包括讲解失智症的相关基础知识如概念、分类、临床特征、风险因素、认知功能缺陷、药物治疗等，提高照护员对失智症的正确认识。

（三）照护员应尽量保持原有的兴趣、爱好，有自己的娱乐时间，维持与亲人、朋友的社会交往。

（四）照护员之间可凭借相关平台进行互动、交流，沟通照料技巧，进行情绪宣泄，减少负性情绪的影响。

（五）对照护员的培训及心理干预，可以改善失智老人BPSD，稳定病情提高照护者的社会支持水平和生活质量，掌控处理BPSD的技巧，减少直接照料失智老人的时间，增强照护者的心理生理健康水平。

（六）照护员如出现焦虑、抑郁情绪或躯体不适应及时就医。

四、环境管理

（一）环境对于失智老人十分重要，由于失智老人认知功能下降，视空间定向力差，更换住所或更换熟悉的家居用品会加重老人视空间障碍。失智老人在不熟悉的环境里，容易感到困惑和惊慌，尤其是人潮拥挤的公共场所，对老人来说是陌生而危险的，容易诱发精神行为问题。

（二）环境杂乱更容易让失智老人糊涂，或者心烦意乱。甚至会导致失智老人出现徘徊、激越等精神行为症状。

（三）居住环境要满足失智老人安全需要，让失智老人尽量生活在自己熟悉的环境，不随意改变生活环境。如房子装修也应尽量保留老人比较熟悉的东西，减少行为问题的发生。

（四）失智老人应当有适当的活动空间，保证活动空间的安全性。其关键在于为失智老人营造一个积极、安全和富有感情色彩的安全的环境，防止老人走失。

（五）居住的环境应尽量安静，减少噪音刺激，光线要明亮柔和，提供引导标识，设置日常活动区域，制定明确的时间表，规律饮食、作息，规律日常行为活动等。

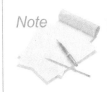
Note

五、非药物干预措施

（一）非药物干预强调以人为本。采用非药物干预措施在很大程度上可能促进应对和改善功能，增加社会活动和体力活动，增加智能刺激，减少认知问题，处理行为问题，解决家庭冲突和改善社会支持。

（二）非药物干预方法有环境治疗、感官刺激治疗、行为干预、音乐治疗、舒缓治疗、香氛治疗、认可疗法、认知刺激治疗等多种形式。

（三）另外，面向照护者的支持性干预同等重要。

（四）制定和实施非药物干预技术时尤其应注意个体化特点。个性化、愉悦的活动可改善失智老人激越症状，个性化怀旧疗法可改善老人抑郁情绪，个性化音乐疗法可改善老人焦虑情绪。

（五）保证老人的舒适，增加他们快乐、兴趣和刺激的来源，鼓励他们积极参与康复活动，促进交流等都有利于改善老人的淡漠症状。

（李霞）

 课后思考与练习

一、精神行为症状的常见表现有哪些？

二、失智症合并行为问题的管理策略中涉及哪几个方面内容？

三、精神行为问题的诱发因素包括哪些？

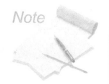
Note

第六章 失智老人常见躯体并发症的照护

本章大纲

第一节 失智老人常见并发症——肺部感染

第二节 失智老人常见并发症——压疮

第三节 失智老人常见并发症——泌尿系统感染

学习目标

1. 了解失智症老人常见的并发症

2. 熟悉失智症老人躯体常见并发症的临床表现

3. 掌握失智症老人躯体常见并发症的预防、照护方法

前 言

　　失智症早期出现与之相关的躯体并发症并不常见。当老年人被确诊为失智症，大多已经进入了疾病中期，甚至晚期。

　　中晚期失智症的老年人，由于大脑功能严重衰退，易出现各种行为改变，自主行动能力明显减弱，常常表现为语言表达能力丧失、大小便失禁、进食困难，甚至终日卧床，继而容易出现一系列躯体并发症如肺部感染、尿路感染、压疮、营养不良等，加之老年人对各种疾病的抵抗力差，大部分进入失智症中晚期的老年人并非死于失智症疾病本身，而是死于躯体的各种并发症。因此，对失智老人积极预防并发症的发生，对提高老人生命质量和延长生存时间十分重要。

Note

第一节 失智老人常见并发症——肺部感染

学习目标
1.掌握肺部感染的原因
2.熟悉肺部感染临床表现
3.掌握肺部感染照护措施

一、肺部感染的原因

（一）吞咽困难

失智老人因吞咽食物时，出现吞咽困难，如果食物、水误入气道，出现误吸，并发吸入性肺炎。

（二）食物返流

晚期失智老人，进食困难，常会给予鼻饲。当体位不当、鼻饲液灌注速度过快、胃残留量过大仍进行鼻饲、单次灌注量较大，容易造成食物返流，并发吸入性肺炎。

（三）受凉

失智老人对外界感知觉反应变差，并且由于认知功能障碍导致对亲人或照护人员劝说的理解能力下降，依从性减退，在天气变化时容易受凉并发肺炎。

（四）长期卧床

失智老人如果长期卧床，活动减少，肺活量减少，肺底部肺泡膨胀不全，分泌物不易排出，容易引起坠积性肺炎。当失智老人咳嗽反射减弱或消失，排痰能力差时，容易出现肺部感染反复发生。

二、肺部感染临床表现

主要症状：咳嗽、咳痰，发热。感染初期痰液可为白色稀薄状，感染严重时，痰量增多，痰液多呈黄色黏液状，不易咳出。还可能伴有胸痛，甚至咯血。全身症状表现为乏力、食欲不振等。老年人的肺部感染初期症状表现一般不明显，仅表现为衰弱、无力，应引

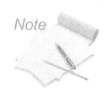

Note

起注意。

主要体征：听诊病变部位的呼吸音变粗，可闻及干、湿性啰音。

三、肺部感染照护

（一）病情观察

照护者加强病情观察，如失智老人体温、脉搏、呼吸、血压等生命体征及意识精神状态的变化，详细记录出入量。对于咳嗽、咳痰的失智老人，重点观察痰液性状及量，发现异常情况，立即报告医务人员处理。由于失智老人不能较明确地表达身体不适，病情观察尤为重要。

（二）看护用药

照护者加强用药的看护与协助。口服给药时，采取失智老人易于接受的服药方式，如在不影响药效的情况下混合在水中、食物中或告诉老人服了药物身体好得快等。协助并检查老人将药物服下。如果是静脉输液给药，为避免失智老人躁动，输液针脱出，置针肢体可用托板稍加固定。

（三）高热降温

密切观察老人体温变化，发热老人应 1 次 /4 小时测量体温。体温超过 38.5℃，可给予温水擦浴进行物理降温，并在擦浴后 30 分钟复测体温。当老人出现寒战时，应增加毛毯或被子保暖。当老人出汗较多时，及时为老人更换汗湿的衣服和被服，并擦拭身体，保持皮肤清洁，增加舒适感。为避免失智老人情绪烦躁而出现抗拒，沟通时声音轻柔，操作轻稳。

（四）口腔清洁

失智老人肺部感染伴高热，因应用抗生素治疗，并且进食少，易造成菌群失调，出现口腔感染，伴口腔异味，应进行口腔清洁，可给予棉棒擦拭、棉球擦拭或漱口等。

（五）叩背排痰

肺部感染的卧床失智老人，难以配合进行有效咳痰，应协助 1~2 小时翻身侧卧叩击背部，震动痰液松动易于排出。痰液黏稠不易咳

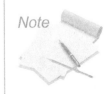

Note

出时，可出护理人员遵照医嘱给予雾化吸入，照护人员协助看护，使痰液稀释易于咳出。必要时，通知护理人员使用吸痰器给予吸痰。

5. 生活照护

居室环境保持整洁，房间每日通风 2~3 次，保持空气清新，无异味。室温控制在 22℃ ~24℃，相对湿度控制在 50%~60%。给予老人食用清淡易消化，富含蛋白质，高热量、高纤维素的食物。

四、肺部感染预防

（一）每日开窗通风 2 次，每次 15~20 分钟，保持室内空气新鲜。卧床失智老人进食后应保持半卧位 30 分钟后再恢复体位。

（二）督促失智老人少量多次饮水，保证饮水量 2000 毫升 / 天，以降低呼吸道分泌物的黏稠度。

（三）卧床失智老人多采取侧卧位，每 2 小时翻身叩背 1 次，叩背同时提醒老人咳嗽。叩背手型为空掌心握杯状，摆动手腕，拍打老人背部，从肺底处逐渐向上，使小气管中的痰液因受到震动而脱离管壁，汇集到大气管，便于排出。

第二节 失智老人常见并发症——压疮

学习目标

1. 熟悉压疮定义
2. 了解压疮发生机制
3. 熟悉好发部位
4. 熟悉压疮分期
5. 掌握压疮预防照护方法

压疮也称压力性溃疡。是指局部组织长期受压造成血液循环障碍，持续缺血、缺氧，营养不良而致软组织溃烂和坏死的状态。

一、发生机制

压疮的发生与力学有关，主要是压力、剪切力与摩擦力（图

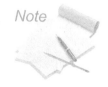

Note

6-2-1）。压力可使毛细血管受压而阻断血流，不能供给组织营养，剪切力和摩擦力可撕裂组织，损伤血管。导致压疮的其他因素还包括潮湿刺激、床上渣屑、床单皱褶等。

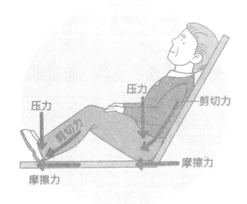

图 6-2-1　压疮发生机制

二、压疮好发部位

体位不同，压疮好发部位也不同。常见的体位易发部位如下图（图 6-2-2）。

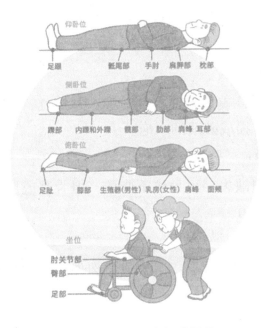

图 6-2-2　压疮好发部位

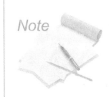

Note

（一）仰卧位

足跟、骶尾部、手肘、肩胛部、枕部。

（二）侧卧位

内踝、外踝、髋部、肋部、肩峰、耳部。

（三）俯卧位

足趾、膝部、生殖器、乳房、肩峰、面颊和耳部。

（四）坐位

肘关节部、臀部、足部。

三、压疮分期方法

参考美国国家压疮咨询委员会（NPUAP）2007 年压疮分期，可将压疮分为如下几期。

（一）可疑深部组织损伤

由于压力或剪切力造成皮下软组织损伤，引起的局部皮肤颜色的改变（例如变紫、变红），但皮肤完整。

（二）Ⅰ期

皮肤完整、发红，与周围皮肤界限清楚，压之不褪色，常局限于骨隆突部位。

（三）Ⅱ期

部分表皮破损，表皮表面为浅溃疡，基底红，也可以表现为完整的皮肤或已经破损或破溃的水疱。

（四）Ⅲ期

全层皮肤组织缺失，可见皮下脂肪，但骨骼或肌肉尚未暴露，可有结痂和皮下窦道。

（五）Ⅳ期

全层皮肤缺失伴有骨骼、肌腱或肌肉外露，常存在结痂、窦管和皮下窦道。

（六）不可分期

全层皮肤缺失，但溃疡基底部富有结痂和 / 或皮痂。

四、压疮的预防与照护措施

（一）皮肤保护

做好卧床失智老年人皮肤保护。便溺及时清理，出汗及时擦拭，保持皮肤清洁。可以涂擦润肤露、凡士林等润肤剂，防止皮肤干燥。使用新型敷料如薄型水胶体敷料、透明敷料等贴敷于受压部位，可以保持局部皮肤的完整性，避免受损。

（二）移动老年人方法正确

鼓励和协助老年人经常变换体位，每1~2小时改变体位一次，避免压疮好发部位长期受压。协助老年人移动或变换体位时，避免拖、拉动作，应抬高老年人，避免与床面摩擦。可以采用移位易、翻身垫等辅助器具协助老人翻身或移位，保护自身和老人安全。

（三）正确的卧姿

老年人宜采用30°角侧卧位（图6-2-3）。平卧时，床头抬高角度避免大于30°，这样可以降低骨隆突处压力及剪切力。除非治疗需要。

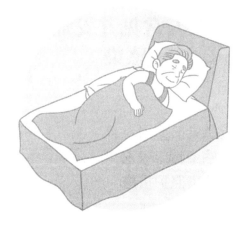

图6-2-3 30°角侧卧位

（四）应用减压用品

局部骨隆突处如内外踝、足跟、肘部等，应用棉垫、棉圈、U形垫及软枕等垫起，扩大支撑面积。还可以整床应用压疮垫，起到减压、支撑身体及保护皮肤的作用。

Note

（五）加强营养

卧床失智老人因活动量减少，食欲减退，容易出现营养不良，应给予高蛋白、高热量饮食。避免失智老年人出现贫血和低蛋白血症，应补充维生素和微量元素，改善全身营养状况，拒绝进食或进食量过少时，可以采取少量多餐。

（六）预防压疮照护中的注意事项

1.容易被忽视的部位如耳廓背面、吸氧面罩紧贴面部的部分、面罩松紧带贴紧面颊处以及胃管部分压迫鼻孔边缘处等，应加强检查，适当放松或调整接触皮肤位置，避免长时间受压。

2.照护人员在照护过程中，避免腕表及指甲过长划伤老年人的皮肤。还应经常为失智老年人修剪手指甲及脚指甲，避免自伤或伤及他人。各种常用器具如便器、尿壶等应保持完好，以免因器具破损处剐蹭皮肤，造成皮肤损伤。

3.在确保安全的情况下，鼓励失智老人下床活动或在床上自主活动；对于完全卧床的老人，在与老人沟通后给予被动肢体活动，促进血液循环，预防压疮的发生。

第三节 失智老人常见并发症——泌尿系统感染

学习目标

1.掌握泌尿系统感染的原因

2.熟悉泌尿系统感染临床表现

3.掌握泌尿系统感染照护措施

泌尿系统感染又称尿路感染。其中输尿管炎、肾盂肾炎为上尿路感染。尿道炎、膀胱炎为下尿路感染。一般上尿路感染容易并发下尿路感染。下尿路感染可单独存在。

尿路感染在老年群体中比较多见，女性老年人由于尿道短这一生理原因，尿路感染发生率明显高于男性。造成老年人尿路感染主要是逆行性感染。

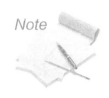
Note

一、泌尿系统感染原因

（一）漏尿或尿失禁

失智老人由于定向力下降，认知能力下降，有可能找不到卫生间而出现漏尿或尿失禁。

（二）尿垫或纸尿裤更换不及时

已知有尿失禁、便失禁的失智老年人，使用纸尿裤或尿垫时，不能明确表达自我感受，当尿湿未及时更换，污染的尿液逆行造成泌尿系统感染。

（三）留置导尿管

老年人因疾病留置尿管，如果超过 3 天，泌尿系统感染概率随留置时间延长而增加。

（四）其他相关因素

例如年龄、性别、基础疾病，免疫力等。

二、泌尿系统感染临床表现

尿路刺激征，即尿频、尿急、尿痛、排尿不适等症状。老年人尿路刺激症状通常较轻，如轻度的尿频或尿急或排尿不适等。对于失智老人需要加强观察，当老人表现烦躁、焦虑，经常寻找卫生间，短时间多次主诉要排尿或更换尿垫或纸尿裤不久又有少量尿液浸湿，应引起注意，及时通知医护人员，遵照医嘱留取尿标本。

三、泌尿系统感染照护措施

（一）病情观察

观察失智老人排尿不适（尿频、尿急、尿痛）有无改善。每次排尿后，观察尿液的颜色、次数及量。颜色是否为淡黄色、澄清。排尿次数是否趋于正常，每次尿量与正常尿量进行比较。留置尿管的老人应经常检查尿道口有无红肿及分泌物，导尿管有无脱出，脱出不可送回以及引流尿液是否通畅，定时放尿。

（二）饮食指导

鼓励失智老人进食清淡、水分充足的食物，日间多饮水，摄入

Note

量为每天 2500 毫升。对拒绝饮水者，可采取少量多次，改善水的味道等方式。督促或协助失智老人 2~3 小时排尿 1 次，冲刷尿道，促进炎性物质和细菌排出。

（三）尿垫或纸尿裤的照护

使用尿垫或纸尿裤的以及有尿滴沥的失智老人，每次更换尿垫或纸尿裤时，均应清洗会阴部并擦干，保持局部清洁。尿滴沥的失智老人，每晚指导自行或协助清洁会阴部。

（四）留置尿管的照护

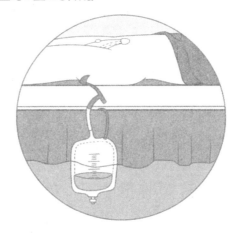

图 6-3-1 集尿袋不得高于耻骨联合

1.每两到三小时开放一次或按老年人需求开放导尿管。

2.每次放尿时检查引流装置是否密闭、通畅，保证集尿袋不得高于耻骨联合（图 6-3-1），距离地面不少于 15 厘米。

3.在失智老人活动或搬运时，检查导尿管处于夹闭状态，防止尿液逆流。

4.遵循无菌操作原则，及时清空集尿袋中的尿液，尿袋的出口处避免碰到收集尿液的容器。

（辛胜利）

 课后思考与练习

一、失智症老人常见的并发症有哪些？

二、如何预防失智症老人发生肺部感染？

Note

第七章 失智老人营养照护

本章大纲

学习目标

1. 了解造成失智老人营养不良的因素及表现和后果
2. 掌握失智老人营养评估方法
3. 了解失智老人身体特征和饮食特点
4. 掌握失智老人饮食的照顾要点
5. 了解失智老人异食后的应对措施

前 言

　　饮食是人们赖以生存的基本手段，并且与机体疾病的预防、发生和康复有着密切的关系。饮食对于失智老人生活质量的提高、并发症的预防和预期寿命延长起着关键性的作用。如何最大限度地发挥饮食在失智老人日常生活中的作用是我们面临的首要任务。

　　通过本章的学习，我们将了解失智老人的生理特点、造成营养不良的因素、营养不良的表现和后果；了解对失智老人进行营养状况评估目的和评估方法及实际应用；掌握不同类型失智老人的饮食制定方法，了解晚期失智老人进食问题和应对措施，通过科学、合理、及时的营养干预来改善失智老人的健康状况，预防慢性疾病，增强

Note

免疫力，降低疾病及并发症发生率和死亡率，延缓老化和失智的进程，提高生活质量，实现健康衰老。

第一节 失智老人营养状况的评估

失智已被称为当今世界上的"流行病"之一，在发达国家被列为第四位最常见的死亡原因。"失智"意味着全面性的精神功能障碍。

伴随临床营养学的发展，对入院老人的营养筛查与评估已纳入大多数医院及养老院入院常规筛查项目。关于营养不良的说法很多，其中国际共识指南委员会对营养不良做出的定义是：营养不良是指营养物质摄入不足、过量或比例异常，与机体的营养需求不协调，从而对机体细胞、形态、组织与功能造成不良影响的一种综合征。

一、造成失智老人营养不良的因素、类型及后果

（一）失智老人营养不良的影响因素

1. 失智老人的生理退行性改变

老人随着年龄的增长常会出现视力模糊、牙齿松动、咀嚼功能减弱、吞咽功能困难，而对于失智老人来说除了这些状况外更为严重的是失认、失用、失语等功能障碍，使得食物选择和摄入及正常交流受到影响。老人胃肠蠕动能力减弱、胃酸分泌减少、胃肠道菌群失调等均可影响营养物质的吸收和利用。因此，失智老人更容易成为营养不良的高危人群。

2. 失智老人对营养需求的改变

随着正常衰老过程中的食欲减退以及摄入方面的生理减少和吞咽功能的减退，老人的能量消耗量也相应降低，对碳水化合物的耐受能力下降，蛋白质摄入减少，尤其是优质蛋白质的摄入受限，对脂肪摄入比例相对增加，长此以往导致营养摄入比例不合理及蛋白质—能量营养不良。另外，随着年龄的增长和病症的进展，老年人渴觉功能减退，主动喝水的意识缺乏，容易引起机体脱水。而失智老人随着失智病症的进展，饮食的摄入处于被动或无法正常进行状态，所以这些情况会更加严重。

Note

3. 疾病及药物的影响

其他并发症或慢性病通常成为失智老人营养不良的常见因素。据调查，平均每个多病共存的失智老人每天在不同的时间服用3种或更多不同的药物，这些药物常常影响食欲、味觉、嗅觉和营养吸收及代谢和分泌，从而影响机体营养状况，导致营养不良。

（二）失智老人营养不良的类型

失智老人营养不良的具体表现是营养不足、营养过剩或营养失衡。

1. 营养不足

营养不足一般有三种典型症状：① 消瘦型：由于长期能量供给不足引起。表现为：消瘦，皮下脂肪消失，皮肤无弹性，头发干燥易脱落，体弱乏力，萎靡不振等。② 浮肿型：由于长期蛋白质供给不足引起。表现为：周身水肿，眼睛和身体低垂部水肿，皮肤干燥萎缩，角化脱屑或有色素沉着，头发脆弱易断和脱落，指甲脆弱有横沟，无食欲，肝大，常有腹泻和水样便等。③ 混合型：由于长期的蛋白质、能量供给不足引起。主要表现为：以上两类营养不良相兼的共同特征，并可伴有其他营养素缺乏的表现。混合型营养不良是失智老人最常见的营养不良表现形式。

2. 营养过剩

营养过剩一般因长期摄入过多的能量和脂肪所致，表现为超重和肥胖。营养过剩与很多疾病有关，如高血压、心脏病、Ⅱ型糖尿病、中风、胆囊疾病、睡眠呼吸暂停综合征及某些肿瘤。

3. 营养失衡

营养失衡介于营养不足和营养过剩两者之间，营养失衡主要由于各种营养素摄入比例不平衡所致，其表现多伴随疾病出现。如肥胖、Ⅱ型糖尿病、痛风病等。

（三）营养不良的后果

由于失智老人营养不良的发病率高，并常与各种慢性疾病并存，影响预后，增加医疗和护理成本，最终造成不可逆的严重后果。

1. 失智老人营养不良对其本人的影响

失智老人营养不良的严重程度与机体结构和精神生理功能损害相关。长期严重的营养不良会影响骨骼肌、心肌、呼吸肌、胃肠道、

Note

体温调节以及其他器官功能,导致肌肉萎缩、跌倒、骨折、褥疮、心衰、腹泻、免疫功能下降乃至死亡。另外,失智老人长期的特定微量元素缺乏会导致失智症状的进一步加重。

2. 失智老人营养不良对整个家庭的影响

有营养不良失智老人的家庭,其用于改善营养状况的花费比一般家庭高出一倍甚至更多。伴随长期的营养不良及危险因素的增加,家庭照料的时间和精力都会相应增加,家人的心理负担也将随之加大。

3. 失智老人营养不良对社会的影响

由于我国对失智老人营养问题的关注程度不够,营养科学的研究也不太完善,医生以及营养师对失智老人营养问题的知晓率、对营养的筛查、营养评估及营养计划的制订等都显得经验不足,导致营养不良的失智老人得不到正确的营养治疗,造成住院时间长、医疗费用增加、生活质量下降、死亡率增加。

二、营养状况评估的目的及其意义

在对老人进行营养调理前,首先要评估其营养状况,这是发现老人在营养方面存在问题的必要步骤。运用老年人营养筛查和评估方法,及时发现老人有无营养不良风险、营养不良的危险程度,营养师可以根据营养评价结果,制订营养调理方案,并为医护人员对老人营养不良的医疗及营养干预提供依据,从而提高老人的生活质量,降低老人营养不良的发生率,提高疾病的抵御和康复能力。

三、失智老人营养评估方法与评估量表

(一)营养状态的一般观察性评估

一般营养状态评估可根据皮肤、毛发、皮下脂肪、肌肉的发育状况进行综合评价,常用以下三个等级来对营养状态进行描述。① 营养良好:营养良好的失智老人主要表现为黏膜红润,皮肤光泽,弹性良好,皮下脂肪丰满,肌肉结实而有弹性,指甲、毛发润泽,肋间隙及锁骨上窝深浅适中。② 营养中等:营养中等的失智老人主要表现为皮肤、黏膜、皮下脂肪、肌肉及指甲状态介于营养良好和不良之间。③ 营养不良:营养不良的失智老人主要表现为皮肤黏膜干

Note

燥、弹性降低，皮下脂肪菲薄，肌肉松弛无力，指甲粗糙无光泽，毛发稀疏，肋间隙及锁骨上窝凹陷。

（二）失智老人营养不良评估量表

1. 营养不良评估量表的使用说明

结合老年人的情况，在本教材中推荐的营养评估量表有简易微型营养评价量表（参照中级教材第七章中的《Mini 营养评估量表》）和营养风险筛查量表（NRS-2002）（表7-1-1）。

Mini 营养评估量表其特点是快速、简单、易操作，比较适合临床使用，尤其适合老年患者人群的营养评估。

NRS-2002 是欧洲肠外肠内营养学会（ESPPN）提出并推荐使用的营养筛查工具，包括四个方面的评估内容，即人体测量、近期体重变化、膳食摄入情况和疾病的严重度。NRS-2002 评分由三个部分组成,包括疾病严重程度评分、营养状态评分和年龄调整评分(若70岁以上加1分)。

NRS-2002 量表突出的特点在于能预测营养不良的风险，并能前瞻性地动态判断患者营养状态变化，便于及时反馈被评估者的营养状况，并为调整营养支持方案提供证据。因此 NRS-2002 量表常被照护者用于筛查社区和养老院老年人营养危险状态。

表 7-1-1　NRS-2002 营养风险筛查表

表 1：　初步筛查

		是	否
1	BMI < 20.5 吗（身高_____ m；体重_____kg）		
2	过去三个月内体重下降了吗		
3	上周患者饮食摄入量减少了吗		
4	被评估者有严重疾病吗（疾病诊断_____）		

是：如果其中一个问题回答"是"，则完成表2中的筛查项目
否：如果所有问题都回答"否"，则每周重复筛查1次

表 2：最终筛查

营养状态受损	分值	得分
正常营养状态	0	
3 个月内体重下降 > 5%，或上周食物摄取量比正常需求低25%~50%	1	

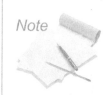

Note

续表

2个月内体重下降 > 5%，或 BMI 为 18.5~20.5，且一般状况受损或上周食物摄取量比正常需求低 50%~75%	2	
1个月内体重下降 > 5%（3个月内下降 > 15%），或 BMI < 18.5，且一般状况受损，或上周食物摄取量比正常需求低 75%~100%	3	
疾病严重程度（≈营养需求量增加）	**分值**	**得分**
正常营养需求	0	
骨盆骨折或者慢性病患者合、特别是急性并发症患者：肝硬化、慢性阻塞性肺病、长期血液透析、糖尿病、肿瘤	1	
腹部重大手术、中风、重症肺炎、血液系统肿瘤	2	
颅脑损伤、骨髓移植、加护病患（APACHE< 急性生理与慢性健康评分 > 在 10 分以上）	3	
如果年龄 ≥ 70 岁，在总分基础上加 1 分		
营养风险评分_____（营养受损评分 + 疾病严重程度 + 年龄评分）		
处理		
● 总分≥ 3 分：患者有营养风险，需要营养支持，结合临床，制订营养治疗计划		
● 总分值 < 3 分：若患者将接受重大手术，则每周重新评估其营养状况		

2. NRS-2002 量表评分及其意义

（1）评分解读

0分：正常营养状态。

1分：轻度。3个月内体重丢失 5% 或食物摄入为正常需要量的 50%~75%。

2分：中度。2个月内体重丢失 5% 或前一周食物摄入为正常需要量的 25%~50%。

3分：重度。1个月内体重丢失 5%（3个月内体重下降 15%）或 BMI < 18.5 或者前一周事物摄入为正常需要量的 0%~25%。

3. 对失智老人营养评估结果的应对措施

营养师或医务人员根据上述评估结果进行如下的相应营养干预。

（1）营养宣教（针对家属及机构相关人员）

综合失智老人的营养评估结果，进行相应的营养知识和营养专题讲座。其方法有：各类疾病的营养指导，膳食的食谱指导及健康

Note

计划书的编制等；也可以是专题讲座，针对不同人群进行相应的营养讲座。

（2）营养支持

营养支持是营养干预中最有效的一种形式。它需要营养师对失智老人全面了解，进行细致的营养评估，结合失智老人生理或病理特点，给出相应的营养干预方案。

失智老人营养支持需要遵循"先评估后应用"、"肠内营养优先"、"肠内营养结合肠外营养"、"发挥药理营养素的治疗作用"，以及"严密监测，预防并发症"等五个原则。

第二节 失智老人饮食方案制定原则

失智老人本来免疫功能就下降，身体抵抗力差，各种器官功能逐渐衰退，再加上失智症状的进展，导致他们常伴有多种并发症。在进行失智老人饮食调理的过程中除了要考虑失智的原因外，还要结合具体的并发症，进行相应综合的、有效的饮食调理。

饱食、营养过剩也是造成失智的一个重要危险因素。另外，由于人们生活水平提高，许多失智老人的家属担心老人营养不够，大用补品、补药，造成失智老人营养过剩，这是十分有害的，应予以避免。

总体来讲，饮食上提倡"二定"，即膳食定时、定量；"二高"，即高蛋白、高维生素；"二低"，即低热量和低盐。保持体重均衡、戒烟限酒，并且注意口腔卫生保健。

一、进食定时、定量

一日三餐或五餐（上午和下午的少量加餐），定时定量，食量以七分饱为宜，一日三餐的热量分配比例是：早餐:午餐:晚餐 =4:4:2。

同时还要做到提供合理平衡的饮食和机体所需的营养素和热能。因此饮食要保持多样化，不要偏食，五谷杂粮、畜禽蛋乳、水陆菜蔬、干鲜果品、鱼贝虾蟹、山珍海味等都要食用。

Note

二、高蛋白质、高维生素

（一）增加蛋白质的供给。应保证生理需要的优质蛋白，其中动物性优质蛋白占50%左右，并做到种类多样化，不偏食。如是素食者，则应摄入足够的大豆蛋白或其他植物性蛋白，每天不应少于60克。

（二）增加维生素摄入。维生素E和维生素C为天然抗氧化、抗衰老剂，B族维生素参与代谢，是多种重要酶类的辅酶，故都应增加供给。应多食新鲜蔬菜和瓜果来补充各种维生素、矿物质及微量元素。

三、减少脂肪和碳水化合物的供给

要合理控制主食和脂肪的摄入量。碳水化合物应控制在占总热量的60% ~ 65%，特别是减少仅能产生热能而无其他营养素的食糖、精米、精面等食物的摄入。

脂肪的供给量控制在占总热量的20% ~ 25%，包括烹调用动植物油及食品中所含的油脂在内，每天的用量控制在50克以内。胆固醇量每天控制在300毫克以内，不宜过分限制。

四、适量增加钙、铁、锌、硒等的供给，减少钠盐的摄入

适当的钙、铁、锌、硒等的摄入对维持神经细胞的功能具有重要的生理意义。过多的钠盐摄入会导致高血压、冠心病、动脉硬化、中风等症状的发生，进而导致血管性失智。每日食盐的摄入量要低于6克。

五、选择合理的加工方式

老人消化功能较差，故在烹调时要做到易咀嚼、好消化，质高、适量、味美，以促进食欲。饮食应清淡有度、荤素适宜。烹调方法宜采用焖、炖、蒸、煮等方法，还要注意干稀搭配，色香味全。进食温度也要冷热适中。

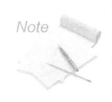
Note

六、必须禁烟限酒

尼古丁等有害物质可以刺激血管，使其收缩，影响脑供血。酒精对大脑有直接的抑制作用，长期过量饮酒可通过多种途径引起失智。

七、创建适宜的就餐环境

老年失智病程长，尽量与家人或同伴一同进食，这样吃的品种多，并且和谐、愉快的就餐环境及饭后适当的活动有助于消化吸收。

第三节 晚期失智老人饮食的照顾要点

一、晚期失智老人的营养治疗

失智老人在晚期，会出现各种并发症，使得营养得不到保证，而出现营养方面的问题。因此，对晚期失智老人饮食的要求非常特殊，要对晚期失智老人实施营养治疗，以达到纠正营养不良、控制病情发展、减轻脏器负担、促进躯体症状改善和提高机体抵抗力的目的。

（一）营养治疗的基本原则

为了对晚期失智老人实施有效的营养治疗，必须坚持以下原则：

1. 营养治疗应与其他姑息治疗及护理相配合

在对晚期失智老人开展的临终关怀实践过程中，营养治疗是临终关怀服务重要的组成部分，而且可以认为是一种基本的临终关怀治疗手段。另外，营养治疗必须与其他姑息治疗密切配合。这要求照护者要与医生、营养师之间加强联系，通过共同分析失智老人晚期症状及营养状况，制订个体化的营养治疗护理方案，并依据病情变化及时修改饮食方案。而且照护者需要对晚期失智老人在营养治疗方面给予临终关怀上的支持。由于照护者与晚期失智老人联系最为密切，既了解失智老人的药物或其他治疗情况，也了解失智老人的饮食情况，因此要根据失智老人的具体状况，在营养师制订营养计划时提出有益的建议，并配合失智老人进行营养治疗。

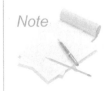

Note

营养方案需要根据晚期失智老人不同阶段的状况和医疗护理的需要随时修改。在进行营养治疗时，有关膳食配置必须符合营养原则和要求，无论是食物的选择还是供给方式的取舍，都要以保证达到营养治疗目的为中心。还要根据季节变换食物品种，力求多样化。采用适宜的烹调方法，使主副食在色、香、味、形等方面俱佳，以增进晚期失智老人的食欲，促进消化吸收。

2. 适当照顾晚期失智老人的饮食习惯

人们的饮食习惯是在长期的生活过程中形成的，在短期内很难改变。因此，就要求在不影响营养治疗效果的前提下，尽可能顾及晚期失智老人的饮食习惯，以保证其能够摄取规定数量的膳食。同时，应改善老人的某些不良饮食习惯。

（二）晚期失智老人的营养补给途径

通过评估判定出晚期失智老人的营养状况后，再根据需要确定通过何种途径进行营养补给。选择营养补给途径时应考虑以下几个因素：①晚期失智老人营养不良的程度；②晚期失智老人胃肠道功能状态及能否自主进食；③进食的安全性；④进行营养支持的时间。

1. 口服

经口摄取食物是正常的生理过程，是首选的最佳营养摄入方式。其优点是简便、安全、经济，摄取食物广泛，获得营养素全面。凡胃肠道功能正常，或功能稍微低下的晚期失智老人，只要能保证安全进食，均应积极鼓励其经口摄取食物。口服膳食的类型、食品种类、数量、进餐次数应尽可能与晚期失智老人平常饮食相接近。如果晚期失智老人咀嚼食物有困难，要给他们加工成易于咀嚼的食物。如切碎，制作成半流食、流食。对于难以吞咽的饮料，可使用增稠剂，以便于老人吞咽。现在市面上有很多营养补充剂、增强剂，在晚期失智老人食物营养和饮料摄入不足的时候，只要能接受，可以使用这些营养补充剂、增强剂。

2. 管饲

管饲膳食是一种由多种食物混合组成的呈流质状态的膳食，所含营养素充分、均衡，黏稠度适宜，便于通过输食管。管饲营养是

Note

营养治疗中极为重要的，也是常用的营养支持方式。在确保晚期失智老人膳食营养平衡的前提下，可对其长期使用。凡不能经口进食或不能经口摄取足够食物以满足营养需要的晚期病人均应给予管饲膳食。

3. 静脉营养

静脉营养是通过静脉途径补给营养素的一种方式，所输入的全部营养物质呈浓缩状态，包括所需的能量、必需氨基酸和非必需氨基酸、必需脂肪酸、葡萄糖、维生素、电解质及微量元素。由于这是一种不经胃肠道补充营养物质的途径，因此又称完全胃肠外营养。静脉营养是近些年发展起来的临床营养技术方法，已成为提高晚期病人生存质量的重要措施。

二、促进饮食的其他注意事项

（一）增进营养小窍门

当失智老人食欲不佳或不想进食的时候，还可以使用一些技巧和花样来促进进食。例如，可以在吃饭前先吃甜点，因为甜点可以刺激食欲，如少量的冰激凌或者巧克力之类的甜品。这些可以在正式用餐前食用，以帮助失智老人增加食欲。

红色的食物可以增进食欲，如食用果酱、番茄酱、适量的红酒等红色的食物来帮助失智老人增加食欲。

另外，适当加餐，避免每餐时间间隔太长及夜间空腹时间过长。

（二）进食环境

给失智老人摆放的饭桌和饭菜种类一定要简单。饭桌上的食品和装饰物会分散失智老人对食物的注意力。

碗里不要放太多的食物，容易使人产生饱腹感。

尽量用大碗，这样食物看起来会较少。

和失智老人同时进餐，这样失智老人会模仿他人的进食动作。

在饮食护理过程中，要花点时间，让失智老人慢慢吃。让他们享受餐桌氛围的时间更长一些。

Note

（三）防止误咽的方法

1.餐前体操

让失智老人在进食前做好充分的准备，有利于后续进食的顺利进行，避免出现误咽、哽塞现象。协助失智老人进食前做餐前体操，以彻底唤醒进食所需的肌肉及进食意愿。

餐前体操从深呼吸开始。自肩到颈，再到口中的肌肉运动，使进食相关的肌肉慢慢放松，以利于进食。做发声练习是因为发声时舌头的位置与吞咽食物时舌头的位置相近。最后还有吞咽及空咳的练习。全程体操在5分钟内完成为宜。

表 7-3-1 餐前操

深呼吸	慢慢地吸气、呼气
颈部运动	前后摆动，左右摆动，慢慢地向左向右转动
肩部运动	双肩耸起、放松，肩膀、手臂上下运动，双手扣合，上下左右运动
舌头的运动	伸舌头，舌尖舔左右口角，上下左右转动舌头
脸颊运动	鼓腮、缩腮，再用力鼓、用力缩
发声运动	双唇闭合发"啪啪啪"声，舌尖抵住上腭，用力发"嗒嗒嗒"声，舌根抬起用力发"喀喀喀"声
吞咽与咳嗽练习	吞咽、干咳
深呼吸	慢呼气、慢吸气

2.餐前按摩口腔

餐前漱口或清洁口腔、湿润口腔，可减少口腔细菌，减轻误咽引起的肺炎。此外，餐前按摩口腔，对促进吞咽大有帮助。餐前按摩包括口腔内按摩和口腔外按摩两部分。

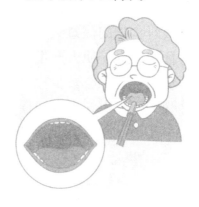

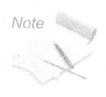
Note

图 7-3-1 餐前按摩口腔

表 7-3-2 餐前按摩口腔

口腔内按摩	口腔内，喉咙部有促进吞咽反应的刺激区域，分布在咽喉后壁、颚弓及舌根部。用冷却的棉棒轻触刺激口腔内部，可促进吞咽反应。但是要注意，如果用力过大，会引起迷走神经反射，导致脉搏紊乱，血压下降，因此动作一定要轻柔
口腔外按摩	口腔外按摩可使肌肉放松，使吞咽顺利进行

第四节 失智老人发生异食问题时的对策

失智老人由于认知功能的下降以及某些幻觉的产生，会出现进食异物等现象。照护员除了要及时整理有异食行为的失智老人周边的环境（要注意环境整理得过于空旷会使失智老人产生不安，图7-4-1），避免这样的事情发生外，还应该知道一旦失智老人发生异食行为时要采取什么措施，以防造成不测后果。以下分类列举了失智老人异食的各种情形及采取的对应措施，以方便照护员在遇到类似的情况时作为参考。

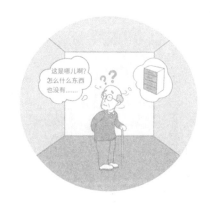

图 7-4-1 房间过于空旷使老人产生不安

一、发生异食时在照护方面的对策

（一）原因分析

1.没有满足空腹感。

2.已分辨不出食物和非食物的区别（图7-4-2）。

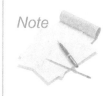

Note

3.引起兴趣的东西在触手可及的位置（眼前）。

4.颜色及形状容易与食物搞错。

（二）照护要点

1.养成在规定的时间吃饭的习惯。

2.因与排泄的关系密切，要结合排便状态提供相应的饮食。

3.老人生气的时候，不要慌张，试着采取以下对策。

（1）不要强制。

（2）不催促，给出时间。

（3）尝试替换照护员。

（4）尝试改变说话方式。

（5）针对能想到的原因，以环境准备为重点。

① 物品为不能入口的大小。

② 考虑放在触及不到的位置。

（三）注意事项

如果老人受到惊吓，强行让其吐出吃进口的异物，会有吞咽的危险，要冷静下来打招呼。

要根据情况判断会不会有生命危险，所以要确认是吃了什么，再根据需要采取措施。

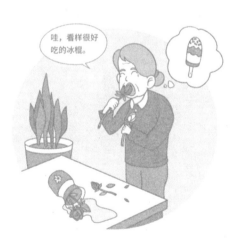

图 7-4-2　异食

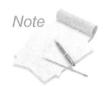

Note

二、 异食或接触其他物品后的对策归纳

表 7-4-1 异食或接触其他物品后的对策

异食的物品	误用状况	对应方法
成人用纸尿裤	吞食	● 立即冲洗口内。吞咽量很多时立即送往医院看医生 ● 吞咽后丧失意识时，别做处理，直接看医生
	进入眼内	● 立即用流水冲洗 15 分钟以上，去看眼科医生 ● 如果是使用完的纸尿裤，要考虑到里面有尿，流水洗眼睛后，去咨询眼科医生
	沾到皮肤上	● 不会中毒。用流水清洗，如果有红痛现象则去看医生
	咀嚼后嘴边沾有聚合物时	● 让老人将口中的东西吐出，直接去看医生
湿纸巾	吞食	● 不会中毒。如果有堵塞在喉咙等的情况就去看医生
画笔	油性	● 吃的量很少，也要让其喝水（不可喝牛奶），让其吐出，去看医生
	水性	● 吃了一般用的水彩画笔不用担心中毒 ● 吃了固形的绘画颜料的时候，让其喝水或牛奶，并使其呕吐后去看医生
铅笔·彩色铅笔	吞食	● 不会中毒。若口内有残余，让其吐出
橡皮	吞食	● 不会中毒。若口内有残余，让其吐出
油性·水性记号笔	舔食	● 喝水或牛奶，观察其状况
	进入眼内	● 立即用流水冲洗 15 分钟以上，如果有疼痛则去看眼科医生
家用洗洁剂（玻璃用·浴槽用）	吞食少量	● 喝了少量稀释后的液体，或舔食了原液的程度，若是放入口内并立即吐出时，让其喝牛奶·蛋清（没有时喝水），并观察其状况
	吞食量较多	● 喝的量超过了 5ml/10kg 体重，让其喝牛奶·蛋清（没有时喝水），不用让其呕吐，去看医生
	进入眼内	● 立即用流水充分冲洗 15 分钟以上，如果有疼痛则去看眼科医生
	弄到皮肤上	● 用流水充分冲洗，若感觉有疼痛则去看医生

Note

续表

异食的物品	误用状况	对应方法
厕所用清洗剂	吞食少量	● 喝了稀释后的液体，或舔食了原液的程度，若是放入口内且立即吐出时，让其喝牛奶·蛋清（没有时喝水），并观察其状况
	吞食多量	● 喝的量超过了上述，让其喝牛奶·蛋清（没有的话喝水），不用呕吐去看医生
	进入眼内	● 用流水充分冲洗 15 分钟以上，如果有疼痛则去看眼科医生
	弄到皮肤上	● 立即用流水。充分冲洗，若感觉疼痛则去看医生
	注：将酸性洗剂和盐酸系列的漂白剂混合，同时使用的话，将会产生氯气，非常危险	
排水管用洗剂	吞食	● 将原液及浓度高的液体、粉末、颗粒放入口内时，即便没有症状也要让其喝牛奶·蛋清（没有时喝水），不用呕吐去看医生
	进入眼内	● 立即用流水充分冲洗 15 分钟以上，去看眼科医生
	弄到皮肤上	● 立即用流水充分冲洗，若感觉疼痛则去看医生
肥皂	吞食少量	● 如果喝的量少，让其喝牛奶·蛋清（没有时喝水），观察其状况
	吞食量较多	● 超过 10g/ 10kg 体重，让其喝牛奶，并去看医生
	进入眼内	● 立即用流水充分冲洗 15 分钟以上，如果有疼痛则去看眼科医生。
洗面奶·浴液	舔食少量	● 舔食，少量时，让其喝牛奶·蛋清（没有时喝水），观察其状况
	吞食的量较多	● 吃的量超过 10g/ 10kg 体重，让其喝牛奶，并去看医生
	进入眼内	● 立即用流水充分冲洗 15 分钟以上，如果有疼痛则去看眼科医生
洗浴用品	吞食	● 不用担心中毒等。让其喝水（不能喝牛奶），不用呕吐，观察其状况 ● 若进入气管，直接看医生
香烟	吞食少量	● 吃了少量时，先不管，观察数小时
	吞食的量较多	● 吃了四分之一以上时，让其呕吐出来，去看医生 ● 喝了放有香烟的液体时，让其呕吐出来，并去看医生

续表

异食的物品	误用状况	对应方法
火柴	吞食	● 不用担心会中毒。让其喝水或牛奶，观察状
打火机液体	吞食	● 即便量少，什么也别喝，不让其呕吐出来，去看医生
	舔食	● 如果是舔食的程度，什么也不用喝，不必呕吐出来，观察其状况
	吸入	● 让其在空气新鲜的地方休息
干燥剂	吃了硅胶	● 不用担心会中毒。让其喝水或牛奶，观察状况 ● 若口中出现红肿时，去看医生
生石灰	舔食	● 舔食的程度，就让其喝牛奶·蛋清（没有时喝水），不用呕吐出来，观察其状况
	吃的量较多	● 吞食的量较多时，则让其喝牛奶·蛋清（没有时喝水），不用呕吐出来，带去看医生
	进入眼内	● 用流水充分冲洗 15 分钟以上，去眼科就诊
	弄到皮肤上	● 用流水充分冲洗 15 分钟以上，如果有疼痛及发红现象带去看医生
除湿剂	舔食	● 舔食的程度，就让其喝牛奶·蛋清（没有的话喝水），观察其状况
	吃的量较多	● 吃的量超过 1g/10kg 体重，让其喝牛奶（没有时喝水），不要呕吐出来，带去看医生
	其他	● 喝了容器内的水时，让其喝牛奶（没有时喝水），并观察其状况
	进入眼内	● 用流水充分冲洗 15 分钟以上，如果有疼痛现象去眼科就诊
	弄到皮肤上	● 用肥皂冲洗，若有疼痛及发红现象带去看医生
脱氧剂·保鲜剂等	吞食	● 不用担心会中毒。让其喝水或牛奶，并观察其状况

三、就餐时的异常行为对策

（一）吃他人食物（图 7-4-3）

1. 原因分析

（1）没能满足空腹感，眼里看到东西就吃。

Note

（2）放在了手容易拿到的位置。

（3）认为是别人吃剩的东西，不需要了。

2. 照护对策

针对能想到的原因，整理环境是重点。

（1）安排在手触及不到他人饭菜的位置。

（2）先于他人吃饭。

3. 注意事项

故意偷吃时，则有必要检查饮食的摄入量。

（二）边吃边玩，吃饭无法进行

1. 原因分析

（1）兴趣在吃饭以外的事情上（图7-4-4）。

（2）没有吃饭的意识。

（3）不饿。

2. 照护对策

（1）创造能集中精力吃饭的氛围。

（2）让其手拿筷子或饭勺（加强意识）。

（3）尝试着做成用手能拿着吃的形状。

3. 注意事项

（1）做成能用手拿着吃的形状的话，卡喉的危险也增高，要注意。

（2）想办法使老人自然地对饮食有兴趣（训斥会起反作用）。

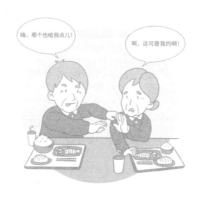

图7-4-3 抢他人食物

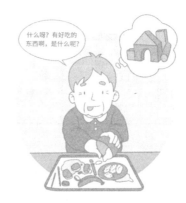

图7-4-4 玩弄食物

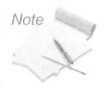

Note

四、过食 / 拒食等的对策

（一）过食、拒食的应对

1. 原因分析

（1）没满足空腹感（过食）。

（2）感觉不到空腹（拒食）。

（3）有吃饭之外的压力。

（4）有妄想症。比如，被说不能吃后，就妄想成放毒了等（图 7-4-5）。

2. 应对策略

针对能想到的原因，探讨对策。

（1）眼睛能看到的地方不放食物（避免过食）。

（2）提前准备好，做到什么时候都能吃的状态（避免拒食）。

（3）针对本人在意的妄想症采取对策。

3. 注意事项

（1）不要勉强让老人吃饭，应细心观察饮食之外的情况。

（2）过食时，若过分关注偷吃的情况，这样只会给他增加压力。

（3）若有吃饭方面的问题也容易造成水分摄入不足。应注意补水，即使一次不能喝太多，也要劝其一点一点地喝。

（4）这样的行为因与疾病有关，要和医疗机构联合起来探讨对策。

（二）主诉没吃（不让吃）的应对

1. 原因分析

（1）没满足空腹感。

（2）有被害妄想症。

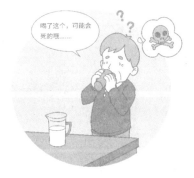

图 7-4-5 被害妄想

2. 应对策略

针对能想到的原因，探讨对策。

（1）准备无热量或低热量的零食等来满足其需求。

（2）针对本人在意的妄想症采取对策（如：和医疗机构联合起来缓和症状）；即便对失智老人解释说不是这样的，但对本人来说是很大的事情，要注意花时间多听他的诉说。

3. 注意事项

要考虑到老人可能会有攻击倾向，想办法采取老人能接受的方式。

（崔秀英）

 课后思考与练习

一、针对所在机构入住老人的实际状况，知道如何预防老人的营养不良。

二、运用营养评估量表尝试对所在机构的入住老人进行营养状况的评估，结合实际给出改善建议。

三、掌握失智老人饮食制定原则，为所在机构的老人提供饮食改进建议。

四、掌握晚期失智老人营养治疗的基本原则和营养补给途径，思考所在机构的老人的营养补给途径是否合理，并给出建议。

五、考虑入住本机构有异食行为的失智老人所采取的对策是否正确，并给出合理的应对方法。

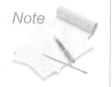

Note

第八章 失智老人功能维持与训练

本章大纲

第一节　功能训练方法

第二节　个体化活动照护方案的制定

第三节　功能训练的原则

第四节　活动设计及实施

学习目标

1. 了解常用的功能训练方法

2. 掌握个体化活动照护方案的制定策略

3. 掌握选择功能训练的原则

4. 熟悉失智老人活动设计及实施办法

第一节 功能训练方法

一、物理治疗 (Physical Therapy)

　　失智老人记忆力、视觉空间能力、协调能力、执行功能下降，导致他们摔倒的概率是没有认知损害老人的两倍以上。并且在特定的时间摔倒的概率会更高，一项研究发现在机构照护的老人更容易在早晨（7-9点）和晚上（16-20点）摔倒。失智老人的物理治疗的目的是通过提高平衡能力、肌肉强度和灵活性，预防摔倒以及控制疼痛。还可以改善行走速度，减少需要搀扶的时间，改善老人的情绪。

　　照护员可以学习引导老人关注体育锻炼活动积极的一面，从而

Note

帮助提高老人功能水平。锻炼可以选择多模式训练，如耐力训练、平衡训练、步态训练等。切记训练时指令要少，指令太多的训练可能会使得失智老人烦躁不安。一定要选择失智老人能够承受强度水平的活动，要在专业物理治疗师的督导下进行。

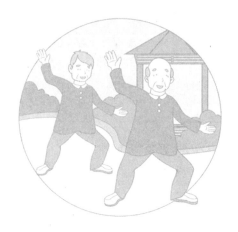

图 8-1-1 物理治疗

二、作业疗法 (Occupational Therapy)

作业（occupations），也称作业活动，简而言之就是我们每天所做的事情。世界作业治疗联盟（The World Federation of Occupational Therapists, WFOT）对作业治疗的定义是"通过帮助人们参与作业活动而促进其健康和安适的专业"（http://www.wfot.org/）。应用于失智老人的作业治疗主要是为了维持和提高失智老人的生活能力，减轻照护者的负担。

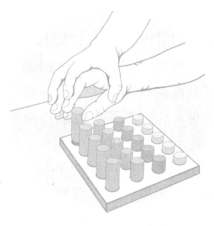

图 8-1-2 作业治疗

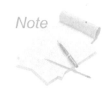

Note

　　尽管失智老人学习新知识比普通老年人困难，但是他们仍然能较好参与作业活动。进行作业活动之后失智老人的生活功能得到改善，这不仅能减轻照护员的照护负担，还能节省医疗花费，一项在欧洲进行的研究发现通过三个月的作业治疗，每位老人平均节省1748欧元（约13900人民币）。

三、精神运动康复 (Psychomotor Therapy)

　　精神运动康复疗法在20世纪50年代由法国吉赛尔·苏比昂女士创立，迄今已有70多年历史。我国虽然起步较晚，但引入我国三年来发展迅速，目前我国许多大学、医院和照护机构已经广泛应用该疗法。

　　该疗法由评估和康复治疗两个部分组成。评估可以全面了解身体精神运动和认知功能状态、姿势控制和运动机能，管控执行功能、时空组织力、关系处理和沟通能力。康复治疗根据对失智老人的评估结果进行设计。治疗过程由神经—生理层面，心理层面和情绪层面三个层面组成。通过该治疗，失智老人衰老进程得到延缓，部分衰退过程得到修复。

四、音乐治疗 (Music Therapy)

　　失智老人在其他认知功能都已经退化的情况下，却通常还保留着对音乐的反应能力。失智老人近期记忆受到疾病的严重损坏，但是他们对音乐的记忆力却基本保持完好。音乐治疗师利用这一特点，使用失智老人年轻时代所喜爱的老歌，往往能够激发出老人对当时生活的很多丰富的回忆。音乐可以用来增强失智老人的自我表达和交流功能，增强社会互动和身体活动。英国失智症研究团队发现，熟悉的旋律可以帮助失智老人改善记忆功能，失智老人听到自己10岁至30岁时期的歌曲时，恢复的记忆最清晰。

　　虽然英国目前只有大约5%的护理机构提供音乐干预，比如现场演奏或者听音乐广播，但是英国有200多个"为大脑歌唱"团体，他们为确诊的失智老人免费开放。音乐治疗在我国起步较晚，因此能提供音乐治疗的机构数量就更少。由于治疗目的不同，选择的治疗内容和用量会有很大差异。照护员在进行音乐治疗之前一定要接受相关理

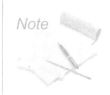

Note

论学习和实操培训，或者请专业机构音乐治疗师来进行治疗。

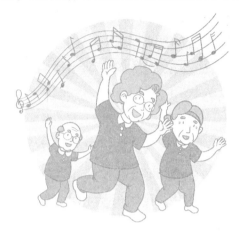

图 8-1-3 音乐治疗

五、认知训练 (Cognitive Training)

失智老人的核心症状是认知功能减退，最常见的是记忆力减退，例如记不得自己吃过什么早饭，记不得什么时间吃药，也可能伴有定向力障碍，例如记不得回家的路，不认识自己的家人。也可能伴有语言功能障碍，无法表达自己的需求。这些都给老人和家庭带来了很多苦恼，甚至威胁到失智老人的安全。

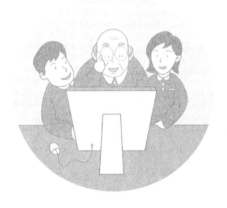

图 8-1-4 认知训练

认知训练是指通过设计可以刺激大脑功能的任务来改善失智老人受损的认知功能。失智老人照护员在设计认知训练任务时，要结合机构的硬件条件和失智老人的功能状态。选用不同的具体训练方法，请参考本章第四节。

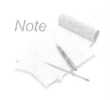

Note

第二节 个体化活动照护方案的制定

充实的生活安排有助于让失智老人保持积极的生活方式，亦可让失智老人保持良好的情绪状态。因此，我们应该在生活中鼓励失智老人参与一些创造性活动。然而，由于失智老人认知功能（包括记忆力、理解力、语言能力等）不同程度受损，会严重影响老人的生活技能和社会功能，导致他们活动的质量下降。这就需要工作人员制定专门的活动照护方案来协助失智老人。但由于失智症的病因多样，且同一疾病所处病程不同，因此活动照护方案不能一概而论，制订个体化活动照护方案就显得尤为重要。

一、活动照护需求分析

对失智老人的照护需求分析应从全人照护的角度切入，关注失智老人的生理、心理、社会的全面需求。同时，应由医生、护士、社会工作者、康复师等不同专业人员组成的多专业团队联合对失智老人的活动照护需求进行评估及分析，并由相关专业人士制订专门的活动照护方案，然后再由照护员进行活动具体计划及实施。

延伸阅读：

全人照护（Whole Person Care）：与现代医疗将人根据不同器官或系统的疾病划分为不同治疗科室的概念相对，澳大利亚皇家全科医师学院将全人照护定义为通过关注生物—心理—社会之间的相互作用，加深对个人整体的深刻理解，也是管理复杂情况和环境的能力。

需求评估内容应包括：

（一）老人的认知状况

（二）老人的精神状态

（三）老人特定的休闲娱乐的兴趣和爱好

（四）老人的身体活动能力

（五）老人的体力

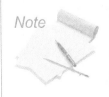

Note

（六）老人的生活自理能力

（七）老人对社交的兴趣等

（八）老人通过访谈和问卷所述需求

在需求分析过程中，要遵循以人为本的护理理念，即由失智老人及其家属决定是否需要该活动方案以及由哪位照护员来执行该方案。家属这个术语定义在此不仅包括失智老人家人／其重要他人，广义上也包括单位团体、社区等支持机构。

二、确定活动照护策略

（一）明确主要决策者

失智老人自知力（失智老人对其自身精神状态和功能的认识能力）往往不同程度受损，所以家人参与到决策过程中就尤为重要。此时我们要秉承以人为本的护理理念，尊重失智老人及其家属的愿望、顾虑、价值观、选择的权利、观点和能力。让失智老人及其家人成为其照护活动方案决策的主导。

（二）明确优先活动照护内容

首先与失智老人及其家属沟通，明确是否有需要紧急处理的安全问题，若存在安全问题，则考虑是否在自己的业务能力范围，不能处理要第一时间联系专业机构共同处理，避免延误病情。在失智老人躯体和情绪平稳的前提下，同失智老人及其家属展开沟通交流，站在失智老人的角度详细了解他们的需求，具体可通过半结构化问卷或带动式小组讨论进行。

（三）从失智老人或社区确定可供选择的策略

与失智老人及其家属讨论，明确其所在社区存在的活动资源有哪些，其已经了解到的社区之外的资源有哪些。与失智老人及其家属讨论这些资源的可及性，并设想获取可及资源情况之后可能会遇到的状况。

（四）在决定失智老人照护策略时，为失智老人提供参考信息

在为失智老人提供参考信息时，务必体现失智老人／社区对健

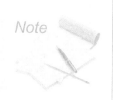

Note

康的看法、人生目标和顾虑。照护员作为专业人员，应该将自己所知晓的知识及资源告知失智老人。

第三节 功能训练的原则

一、总体原则

（一）个体化原则

由于失智症病因不同，发展阶段不同，此外不同年龄及文化程度的失智老人，其功能损害也不尽相同。因此，活动方案的制定应以每个失智老人的功能评定为基础，以保证活动计划能够适合失智老人。活动方案还要结合失智老人的兴趣和爱好。兴趣爱好对失智老人康复有积极影响。新英格兰杂志和美国医学会杂志都曾报道：经常参加自己感兴趣的活动，如读书、弹奏乐器、跳舞、做手工等与较低的失智症发病风险相关。

（二）方法专业原则

为了使老人乐于参与，活动通常趣味性较强，但这与活动照护方案的专业性并不矛盾。照护员切忌将游戏与活动照护方案混为一谈，因为将二者混淆一方面可能会导致自己对待活动不够认真，另一方可能会导致失智老人及家属参与的积极性降低。所以一定要努力掌握专业的方法（参考下一节）。

（三）内容连续和时长适度原则

失智老人活动的内容设计应具有连续性，因为失智老人的病程可达数年，甚至数十年，因此将活动方案作为一个长期的康复手段，要适应老人的能力，由易到难，循序渐进。

此外，在得知康复活动对失智老人有益后，抱着尽快让失智老人康复的想法，很多家属存在一种误区，即活动参与的时间越长，康复的效果就会越好。其实，和服用药物相同，并不是剂量越大越好，活动时间要适度，充分考虑失智老人的身体承受能力。

（四）目标明确原则

虽然过去十年有超过 100 项的研究报道了失智症相关心理、社

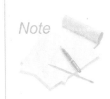

Note

会和环境控制的方法。但是最有效的心理社会干预通常是由经过沟通技巧、危机应对策略等严格训练的照护员实施的复合多模式的个体化护理。并没有一个同时可以改善所有症状的治疗，所以一定要根据失智老人的功能损害特点进行相应的干预，充分发挥失智老人剩余的功能，重点改善生活自理和参加休闲活动的能力。

（五）跨专业协作原则

失智老人要获得优质的活动照护，需要从生理、心理、社会等方面均得到照护。如此多的服务仅仅通过照护员显然是远远不够的，所以照护员首先要和医生、护士、社会工作者、营养师、物理治疗师、精神康复师等进行充分的交流与合作，确保活动介入的安全性、科学性和针对性。

二、居家/社区环境功能训练的原则

（一）充分利用居家/社区环境设施

功能训练要充分利用现有的相关资源，例如很多社区的老年活动中心开展各式各样的体育活动、文娱活动、手工活动等，积极与现有活动结合无论在效果上还是经济上都远远优于自己独立重新开展活动。

（二）安全保障

失智照护，安全保障要放在第一位。照护员要警惕环境安全隐患和老人本身身体心理的隐患，保障老人的安全。

三、机构环境功能训练的原则

（一）减少依赖

虽然机构有专业照护人员为失智老人服务，但是仍然要鼓励老人尽最大可能自我照护，提升信心，保留尚存的自理能力。

（二）鼓励老人之间的互动

机构照护的优势是有相似需要照护的老人共同形成了一个集体，老人之间的互动，家属与家属之间的互动分享可以让信息得到充分的沟通，从而获得共同成长。

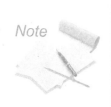
Note

第四节 活动设计及实施

有意义的活动有助于失智老人生理、心理和社会功能的维持和改善。而一个好的活动既能够协助失智老人的身心功能得到适当的训练，更能让失智老人在活动参与中获得自信，并最大限度地发挥自身剩余能力。

这里所提及的活动既可以用于失智老人一对一训练，也适用于失智老人团体活动。照护员可根据现实条件及老人的具体情况进行恰当的安排。

一、活动设计

活动设计主要是通过一连串有计划、有系统的活动安排，满足失智老人的特定需要，促使个人或团体特定目标的达成。通过活动设计，能够使个人或团体达到既定的目标，满足其需要；也能够协助照护员提升工作成效，有效地运用资源，发挥个人和团体的潜能。

（一）活动设计原则

1. 保证安全

保证失智老人安全是照护员首要关注的事情。在活动设计时，一是要确保活动内容适合于失智老人的身体及精神状况，不会对其造成身心伤害；二是在活动物资的选择上应避免使用尖锐或易造成伤害的物品；三是选择安全的环境开展活动，特别是团体活动时应选择有无障碍设施且环境安全的地点。（图 8-4-1）

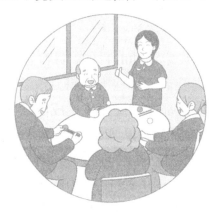

图 8-4-1：失智老人围圈而坐参加小组活动

2. 充分尊重

尽管失智老人丧失了部分功能，在选择和安排活动时照护员仍应将失智老人视为有经验的老人，避免幼儿化对待；还应尊重老人的喜好及选择，不强迫其参与活动。

3. 贴近生活

活动内容应选择老人熟悉的主题和情境，尽可能贴近老人的日常生活，这样能让失智老人更容易理解，帮助其更好地投入到活动当中。

4. 简单且有趣

针对失智老人的活动应设计得尽可能简单，活动规则不能过于复杂，活动难度也应该根据老人的功能状况合理设置，以便于失智老人能够按照活动指示完成每个步骤，避免引发挫折感。与此同时，还应该保证活动内容具有趣味性，可糅入一些生动活泼的元素，如音乐、模拟物品等，以此提高老人的参与积极性。

5. 固定且灵活

活动设计时应尽可能保证在固定的时间、地点开展活动，且每次活动程序应相对固定，减少失智老人的混乱感。同时，活动执行时照护员应有灵活性，可根据老人当时的能力状况、情绪反应及环境状况，适当调整活动内容，不强迫老人依照预先活动设计参与。

（二）活动设计方法

为保证活动设计的科学性和全面性，活动设计须包括目的、人员、活动性质、时间、地点、程序、投入、预案和评估等九个主要内容。具体如下：

1. 目的

活动设计首要的是设定活动的目的，明确为什么要开展这个活动，希望通过这个活动使失智老人哪些方面得到改善，或哪些功能得到训练。之后的所有活动安排都应围绕促进达成已确立的目的来进行。

2. 人员：人员包括服务对象（即失智老人）和工作人员。

（1）失智老人：要明确参与活动老人的年龄、健康状况、认知能力等。若为团体活动，还应设定合适的参与人数。最好将认知能力或患病程度在同一水平的老人安排在同一个团体当中，避免能力

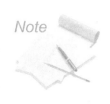

Note

偏低的老人因不能跟上活动进度而产生挫败感。

（2）工作人员：活动设计初期需要确定参与的工作人员，要保证工作人员具备开展活动所需的知识和技能。然后进一步明确每个工作人员的具体任务分工。

3. 性质： 活动性质主要是确定活动以怎样的形式和内容进行。如，个人或团体；治疗活动、康乐活动或社交活动；结构式小组或非结构式小组；开放式小组或封闭式小组等。活动性质主要是依据目标失智老人情况及需求、活动目的等来确定。例如，带领失智老人回忆往事的缅怀小组，设定有改善情绪和社交的目标，活动过程中也需要老人之间逐渐形成比较深入的互动关系，这样的活动就应设为结构式和封闭式。

4. 时间

根据参与老人的情况和活动内容来选择合适的活动时间，要充分考虑季节、天气、早午晚等因素对于失智老人参与程度以及活动目标达成可能造成的影响。

5. 地点

根据活动内容来确定开展活动的地点，工作人员要充分考虑场地安全性、无障碍设施、设备齐备状况等。失智老人的活动在安全的基础上，最好能够安排相对封闭、安静的环境开展活动，减少外界干扰因素，让失智老人能更专注地参与到活动当中。

6. 程序

要明确开展活动每个阶段的具体任务和要求,包括: 筹备阶段(宣传、招募参与者、物资准备等)、实施阶段（实施步骤、工作人员分工等）、总结阶段（评估安排、总结反思等）。

7. 投入

根据活动需要科学地估算需要投入的资源，这些投入包括：人力（工作人员、志愿者等）、财力（预计支出、收费、筹款资助等）、物力（所需的物资、设备、器材等）。

8. 预案

每个活动都应对可能发生的风险有一套较为周全的应急预案。工作人员要事先假设可能遇到的问题及可行的解决方法，如：恶劣的天气、财政投入的变化、失智老人的情绪状况、工作人手紧张等。

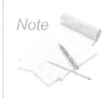

Note

9. 评估

策划时要设计出科学的评估方案，不仅仅是了解活动满意度，更重要的是了解活动目的是否达成，介入方法是否恰当，从本次活动获得什么新经验等。因此，评估内容既要有服务满意度评价，也要有对服务成效的评价。对于维持和改善失智老人功能的活动，评估时要采用科学的量表；同时，工作人员可通过活动观察记录对失智老人的互动水平、反应能力等进行评估。评估方法包括问卷、访谈、焦点小组、活动观察记录、工作人员自我反思等。

二、活动类型

通常，活动类型可按照针对训练的功能进行划分，主要有以下五大类：生活自理能力（包括日常生活能力及工具性生活能力）、运动能力、认知能力、社交能力、心理支持。

下面仅列出训练不同能力的活动示范，给予设计活动的启示，工作人员需根据失智老人不同的功能状态、兴趣爱好、个人经历等具体情况来设计符合需求的恰当的活动。

（一）日常生活能力训练

照护员应根据失智老人的患病程度来选择日常生活自理能力训练的具体方式。通常，对于中轻度失智老人，可将训练融入到生活中，即给予老人机会，让他们在适当的协助和指引下尽可能独立地完成穿衣、梳洗、进食等。而对于重度失智老人，更多需要为他们安排专门的训练活动（详见表8-4-1）。

（二）工具性生活能力训练

工具性生活能力属于生活自理能力的范畴。通过适当的训练活动，能协助失智老人尽可能独立地生活，避免过分依赖，维持其尊严，也能缓解照护者压力（详见表8-4-2）。

（三）运动能力训练

运动功能训练主要是为改善和维持失智老人因自然老化及疾病所带来的肢体活动能力和感知功能下降。运动功能训练可以协助失智老人提高关节运动能力和感觉能力，增强肌力和耐力等。工作人员可以根据失智老人身体情况，每天安排至少1次运动功能相关的

Note

活动，如早操、花园散步、套圈等（详见表 8-4-3）。

表 8-4-1　功能训练举例——穿衣

内容	目标	对象	时间	材料	活动程序
穿衣	● 维持或改善老人自我穿衣的能力 ● 提升老人自信	中重度失智老人	建议时长 20~30 分钟	● 导向板（或白板） ● 带扣子、拉链、魔术贴的衣服各一件 ● 带拉链、松紧带的裤子各一件 ● 人形玩偶 ● 玩偶衣裤一套	1. 成员介绍：工作人员自我介绍，及带领老人相互认识 2. 现实导向：引导老人说出当下的季节、日期、时间、地点及天气等 3. 当次活动介绍：向老人说明随后要开展的活动内容及程序 4. 引导认识物品：向老人出示准备好的衣服和裤子，逐一向老人介绍衣物名称，并说明扣子、拉链、魔术贴、松紧带的不同用法。过程中可以引导老人自己说出不同衣物的穿着方式及个人喜好 5. 示范不同衣物穿着方式：工作人员在桌面上逐一示范穿衣顺序，及如何扣扣子、拉拉链、粘贴魔术贴等 6. 协助老人动手：工作人员根据老人的能力状况及个人穿衣喜好，给老人安排对应的穿衣任务，如：给重度失智老人安排带魔术贴的衣服；能力较好的老人则可安排其完成带扣子的衣服。工作人员应给予老人适当的提示和帮助，协助他们完成给人偶穿衣的过程
活动小结		工作人员带领老人回顾当次活动内容和过程，给予老人赞扬，并鼓励老人在生活中尽可能尝试自己完成穿衣			

Note

表 8-4-2 工具性生活能力训练——厨房助手

内容	目标	对象	时间	材料	活动程序
厨房助手	● 维持或改善老人生活能力 ● 提升老人自信，肯定自我价值	中轻度失智老人	建议时长20~30分钟	● 蔬菜（如白菜、生菜、豆角等） ● 菜盆（避免玻璃等易碎材质） ● 桌布 ● 围裙	1.成员介绍：工作人员自我介绍，及带领老人相互认识。 2.当次活动介绍：向老人说明随后要开展的活动内容及程序 3.引导认识蔬菜：向老人出示准备好的蔬菜，逐一引导老人说出蔬菜名称。过程中还可以让老人分享自己喜欢吃的蔬菜 4.示范择菜过程：工作人员示范如何择菜，并让老人分享过去择菜的经验 5.带领老人动手：工作人员带领老人自己择菜，其间可引导老人分辨不同的蔬菜，并相互分享买菜、择菜等经验
活动小结	工作人员带领老人回顾当次活动内容和过程，并给予老人鼓励和赞扬				

（四）认知能力训练

认知功能衰退是失智老人的主要症状之一。虽然失智症是一种不可逆转的疾病，但针对性的认知功能训练能够协助失智老人延缓脑部衰退，维持记忆力，改善注意力、物体认知能力、空间感知能力、执行能力等（详见下表 8-4-4、8-4-5、8-4-6、8-4-7）。

（五）社交功能训练

随着病情的发展，失智老人与他人交流的机会越来越少，而家人对他们情绪和行为问题的不理解，又容易让其陷入家庭隔离状态，这使得失智老人的社交功能往往受到较为严重的损害，进而影响其生活质量。提供社交功能训练，既能协助失智老人维持与社会的联系，还能改善其社会功能及情绪状态。

Note

（六）心理支持

失智症带给失智老人的不仅是生理功能的损伤，更痛苦的是精神上的折磨。受疾病的影响，失智老人往往容易表现出焦虑、烦躁、无助、抑郁等情绪。因此，照护者需要为失智老人提供必要的心理支持，以纾解其负面情绪，维持良好的生活状态。

表 8-4-3 运动能力训练——快乐传球

内容	目标	对象	时间	材料	活动程序
快乐传球	● 维持或改善失智老人肢体活动能力 ● 促进失智老人与他人的沟通	所有失智老人	建议时长20~30分钟	● 皮球一个 ● 健身球（大）一个 ● 按摩球（小）若干（数量视参与人数而定，建议为不同触感表面，如平滑面、刺猬球、钻石纹等）	1.成员介绍：工作人员自我介绍，及带领老人相互认识 2.现实导向：引导老人说出当下的季节、日期、时间、地点及天气等 3.当次活动介绍：向老人说明随后要开展的活动内容及程序 4.训练手指和手臂力量：向每位老人发一个按摩球（小），让老人将球放于右手手心用力捏球5~10下，再放于左手手心用力捏球。然后，让老人将手中的球传递给坐在自己左边的人，重复前面的动作。重复前面步骤3~5次 5.训练上肢活动能力：工作人员说明规则，将健身球放在自己的前方地面，用手滚动球，将球传给坐在自己左边的老人，并引导老人模仿自己依次将球用手传递。重复2~3轮，可更换传递顺序 6.训练下肢活动能力：工作人员说明规则，将皮球放在自己的前方地面，用脚将球传给任意一位老人，接到球的老人需要向大家问好或用一句话说自己今天参加活动的感受。而后，工作人员引导老人模仿自己依次将球用脚传递给其他人。重复2~3轮，须保证每位老人都有至少2次传递的机会
活动小结	工作人员带领老人回顾当次活动内容和过程，给予老人赞扬				

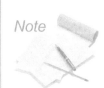

Note

表 8-4-4　注意力训练——分豆乐

内容	目标	对象	时间	材料	活动程序
分豆乐	●维持或改善失智老人的专注力 ●协助失智老人舒缓情绪	中、重度失智老人	建议时长20~30分钟	●不同颜色或种类的豆子（尽量选择颜色区分明显、形状相对较大的豆子） ●小盒子若干（保证每位老人有4个）	1.成员介绍：工作人员自我介绍，及带领老人相互认识 2.现实导向：引导老人说出当下的季节、日期、时间、地点及天气等 3.当次活动介绍：向老人说明随后要开展的活动内容及程序 4.引导分辨豆子：向老人出示不同的豆子，引导老人说出豆子的颜色，及这种豆子通常可以做什么菜肴等 5.引导老人分豆子：每位老人有一个多种豆子混在一起的盒子，邀请老人从混在一起的豆子中挑选出其中一种豆子，然后再挑选出另外一种豆子。过程中须留意避免老人将豆子放入口中
活动小结	工作人员带领老人回顾当次活动内容和过程，给予老人赞扬				

表 8-4-5 记忆力训练——卡片对对碰

内容	目标	对象	时间	材料	活动程序
卡片对对碰	●维持或改善失智老人的记忆力 ●维持或改善失智老人的专注力	中轻度失智老人	建议时长30~40分钟	●记忆宫格板 ●成对的卡片若干	1.成员介绍：工作人员自我介绍，及带领老人相互认识 2.现实导向：引导老人说出当下的季节、日期、时间、地点及天气等 3.当次活动介绍：向老人说明随后要开展的活动内容及程序 4.卡片对对碰：将成对的卡片图像朝上事先放在记忆宫格板上，让老人看一次记忆板上的卡片，引导他们说出卡片上的内容，并尝试记住卡片的位置。然后让老人闭眼或转过身，工作人员将卡片翻面放在记忆宫格板里。让老人睁眼或回头，然后让老人轮流每次揭开两张他自己认为是同样内容的卡片，若配对错误需将两张卡片再次盖上。依次进行，直到所有卡片都配对成功。本环节内容可视老人的完成情况反复2~3次
活动小结	工作人员带领老人回顾当次活动内容和过程，给予老人赞扬				

Note

表 8-4-6 计算力训练——金钱处理

内容	目标	对象	时间	材料	活动程序
金钱处理	● 维持或改善失智老人的计算能力 ● 维持或改善失智老人处理金钱的能力	轻中度失智老人	建议时长30~40分钟	● 同面值纸币样本 ● 标有价格的生活用品卡片（如牙膏、牙刷、毛巾、枕头、汤锅等）	1.成员介绍：工作人员自我介绍，及带领老人相互认识 2.现实导向：引导老人说出当下的季节、日期、时间、地点及天气等 3.当次活动介绍：向老人说明随后要开展的活动内容及程序 4.引导辨识纸币：工作人员逐一出示不同面值的纸币，引导老人说出纸币金额。然后给每位老人发一套纸币，工作人员说出一个金额，老人找出对应的纸币 5.练习计算能力：工作人员逐一出示卡片，让老人拿出对应金额的纸币。若老人能力较好，可以给老人规定可以使用的金钱额度，让他们选择自己可以购买哪些物品。对于能力较弱的老人，需安排工作人员进行协助
活动小结	工作人员带领老人回顾当次活动内容和过程，给予老人赞扬				

表 8-4-7 失认、失用训练——水果辨识

内容	目标	对象	时间	材料	活动程序
水果辨识	● 维持或改善失智老人对水果的辨识能力 ● 增进失智老人的嗅觉和味觉	所有失智老人	建议时长30~40分钟	● 水果卡片 ● 不同的应季水果若干（如橙子、苹果、梨子） ● 盘子	1.成员介绍：工作人员自我介绍，及带领老人相互认识 2.现实导向：引导老人说出当下的季节、日期、时间、地点及天气等 3.当次活动介绍：向老人说明随后要开展的活动内容及程序 4.引导认识水果：工作人员逐一出示卡片，引导老人说出卡片上所示水果的名称，并说出水果的颜色及味道等。然后，让老人触摸不同的水果并嗅嗅气味，与大家分享自己的感觉 5.享用水果：工作人员将水果洗净切好后放在盘子上，分给老人享用。享用时，让老人分享水果的口感，如软硬程度、酸甜度等
活动小结	工作人员带领老人回顾当次活动内容和过程，给予老人赞扬				

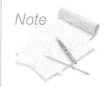

Note

表 8-4-8　社交功能训练——节日时光

内容	目标	对象	时间	材料	活动程序
节日时光	● 促进失智老人的沟通交流 ● 改善失智老人的情绪状态	中轻度失智老人	建议时长30~40分钟	● 与节日相关的物品或图片（中秋节——月饼、月亮、嫦娥等；端午节——龙舟、粽子、五彩绳等；元宵节——花灯、灯谜等；农历新年——鞭炮、红包、福字等）	1.成员介绍：工作人员自我介绍，及带领老人相互认识 2.现实导向：引导老人说出当下的季节、日期、时间、地点及天气等 3.当次活动介绍：向老人说明随后要开展的活动内容及程序 4.引导分享：工作人员引导老人说出自己知道的不同节日的名称，并分享讨论不同节日的起源、礼节、食物及特殊活动等。还可以让老人分享自己与某个节日印象最深的记忆
活动小结	工作人员带领老人回顾当次活动内容和过程，给予老人赞扬				

表 8-4-9 心理支持——创意作画

内容	目标	对象	时间	材料	活动程序
创意作画	● 改善或提升失智老人的情绪状态 ● 维持或改善失智老人的专注力	所有失智老人	建议时长30~40分钟	● 水彩颜料 ● 画纸 ● 画笔 ● 可以涂印或雕刻的蔬果（如莲藕、土豆等）	1.成员介绍：工作人员自我介绍，及带领老人相互认识 2.现实导向：引导老人说出当下的季节、日期、时间、地点及天气等 3.当次活动介绍：向老人说明随后要开展的活动内容及程序 4.引导作画：工作人员引导老人利用活动物资进行作画。如手指画，让老人将水彩涂在手指上，印在画纸上；蔬果花，用切好的莲藕或雕刻好的土豆的切面上涂好水彩，印在画纸上。然后用画笔添加其他相关事物在画纸上
活动小结	工作人员带领老人分享自己画作的内容及作画时的感受，并给予老人鼓励和赞扬				

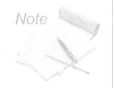
Note

（李璐龄 张海峰）

第九章 失智老人的安宁疗护

学习目标

1. 了解失智老人安宁疗护的现状
2. 熟悉安宁疗护的目标
3. 了解失智老人安宁疗护的常见问题

前 言

　　安宁疗护是近代医学领域中新兴的一门边缘性交叉学科，是社会需求和人类文明发展的标志。是通过对老人躯体、精神、心理、心灵、情感等多方面的照顾，使其能够无痛苦、安宁、舒适地走完人生的最后旅程。安宁疗护侧重于终末期老人的护理，通常被应用在老人临终关怀阶段，生存时间为 6 个月或更少。适用人群是临终老人和家属，针对的问题是存在颇多争议的领域——生命终末期和死亡。其宗旨是减少被安宁疗护对象的痛苦，增加其舒适感，提高其生命的质量，维护临终老人的尊严。由于失智老人不能准确描述其感受，不能对其身体情况做出准确的反应，专业人士认为安宁疗护应贯穿于终末期失智老人整个病程的始终。

Note

延伸阅读：

人生旅途

　　人的一生将经历无数个转折点，如：出生、上学、结婚、患病、死亡……每一个转折点都代表人生进入不同的阶段，需要被安宁疗护只是其中一个阶段。

　　"选择死亡"和"接受死亡"是两个迥然不同的概念。人们应该尊重生命，也应该接受死亡。死亡教育就是让我们认识到，一个人的生命在时间上不是永恒的。

第一节 失智老人安宁疗护的现状及展望

一、安宁疗护的现状

（一）国外安宁疗护发展现状

　　据不完全统计，目前全世界已经有60多个国家和地区建立了临终关怀机构，从事安宁疗护服务，英国有1700多个，美国有2500多个。据美国国家临终关怀组织统计：医疗保险计划为临终患者支付65.3%的费用，私人保险支付12%的费用，医疗援助计划支付7.8%，4.2%的贫困患者免付临终关怀费用。提供安宁疗护服务医院里的病人多身患绝症，其中70%的病人为癌症、艾滋病患者，并以老年人居多。在这里，他们可以拒绝治疗、养宠物、会朋友，甚至可以在自己的病房里吸烟。

（二）国内安宁照护发展现状

　　受到我国传统伦理道德观念、传统孝道等的影响，人们对于老年安宁疗护的态度，始终处于一个待接受的尴尬境地。当过度医疗与生命质量被选择的时候，大多数人都选择前者，不能理智地解决问题，给临终者带来更大的生理与心理上的痛苦。资料显示，我国城市临终关怀机构呈多元化办医格局，但是这些安宁疗护机构绝大多数设在沿海或北京等发达的一线城市、大城市，部分中等城市、

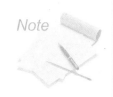

Note

小城市、乡镇和农村的安宁疗护机构几乎是空白。绝大多数的安宁疗护机构属卫生系统、高校附属医院所举办的相关服务机构，其集教学、研究为一体的优势作用较为明显。少数为社区卫生服务中心举办的安宁疗护机构。安宁照护从业人员缺乏专业知识，很少接受专门的学习训练。据不完全统计，截至2015年，全国设有提供安宁疗护类似服务科室的医疗机构共有2103家，提供安宁疗护等服务的老年（关怀）医院7791家、护理院289家。

　　由于失智症的疾病特点与癌症或其他疾病末期不同，失智老人的安宁疗护需求很高，然而实际接受安宁疗护的比例却很低。主要包括病程长、病情变化轨迹不明确、缺乏有效的预后预测等原因而导致为老人提供安宁疗护的时机不好把握。

　　2017年2月9日，国家卫计委印发了《安宁疗护中心基本标准和管理规范（试行）的通知》，对安宁疗护中心基本标准和管理规范做出了规定，并对此发出解读公文。自此，安宁疗护开始在养老产业的舞台上崭露头角。

二、 失智老人安宁疗护的展望

　　在医疗与护理技术不断发展的今天，失智症患者数量及进入晚期的失智老人数量必然会增加，失智症也将成为老人主要的死亡原因之一。随着国家政策的支持、人们观念的转变、对生命质量的追求，以及医疗和照护机构对失智老人的广泛接收，安宁疗护将在中国迅速发展。对失智老人进行安宁疗护的专业知识需求迫切，如何在失智老人的照护中运用安宁疗护的知识必将成为将来的重要课题。

第二节 失智老人安宁疗护的目标

延伸阅读：

　　相对于临终关怀（安宁疗护），缓和医疗意义更广泛。目前世界卫生组织规定每年10月第2个星期六为"世界临终关怀与缓和医疗日"，世卫组织提出的"缓和医疗"原则有三：重视生命并承认死亡是一种正常过程；既不加速，也不延后死亡；提供解除临终痛

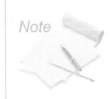

Note

苦和不适的办法。缓和医疗既不让末期病人等死，不建议他们在追求"治愈"和"好转"的虚假希望中苦苦挣扎，更不容许他们假"安乐"之名自杀，而是要在最小伤害和最大尊重的前提下让他们的最后时日尽量舒适、宁静和有尊严。

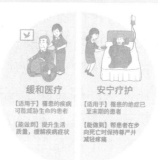

图 9-2-1 安宁疗护与缓和医疗

一、 失智老人安宁疗护的目标

建议根据疾病进程不同而制定不同的照护目标。总的照护目标包括延长寿命、维持功能、提高生命质量、舒适最大化。但根据老人的具体情况和病情，照护目标的侧重也要有所不同。

失智老人安宁疗护的目标：以老人需求为依据，以老人舒适为核心，在力所能及的范围内，给失智老人及其家属提供最高质量的照护，提高老人生命质量。从身体、心理、社会、信仰等各方面给予老人"全人"的照护。满足老人各层面需求的同时，协助老人舒适、尊严、宁静地死亡。失智症也被称为"家属病"，一人生病，全家受难，家属需要必要的支持与帮助。失智老人的安宁疗护一般也包含常规慢性病的照护。

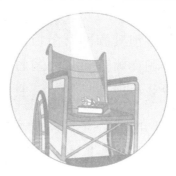

图 9-2-2 安宁疗护，让生命善终

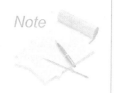
Note

二、失智老人安宁疗护的需求以及对生命品质的影响

每一位失智老人应被视为独立的整体，有着自己独特的背景、经历、知识、怀有不同期待的家属，甚至不同的临床表现。同时有着生理、心理、社交、医疗、信仰等不同的需求。安宁疗护要根据这些需求提供"个性化"的弹性服务。

表 9-2-1 失智老人安宁疗护的需求

安宁疗护需求	对生命质量的影响
生理	1.疼痛。疼痛是失智老人经常出现的症状，它会让老人焦虑、烦躁，甚至产生攻击性，严重影响老人的舒适性 2.功能的丧失。影响老人的自尊、正常生活等
精神心理	抑郁症 BPSD 症状
社交	孤独，亲人、朋友不能理解，缺乏安全感
医疗	其他老年慢性病，对身体甚至生命产生相应的影响
信仰	需要信仰，让心找到归属

三、 提供良好安宁疗护的条件

没有两个失智老人是相同的，综合分析失智老人地身体状况、精神及心理状况、现有功能、家属的期望，有助于有针对性地制定个性化服务方案，提供良好的安宁疗护。

提供良好的安宁疗护，需具备以下几方面的条件：

（一）态度

"以人为本"的个性化服务，以"舒适"为核心的服务态度（表9-2-2）。

表 9-2-2 提供安宁疗护的态度

服务态度	举例
交流	不厌其烦地认真对老人做出回应，语态表情温和、关怀、亲切
保护老人个人隐私	在进行照护操作时，应关门、拉窗帘及床位间挡帘
照护动作	动作轻柔、专业、迅速

Note

（二）人员

合适的人员可以有效提升服务质量，提升疗护目标，安宁疗护阶段也是一样，需要医护人员、照护人员、心理医生、家属等的全面合作来完成。

其中照护人员作为最接近失智老人的人群之一，既要给予失智老人良好的照护，同时也要对自己的工作保持客观的认识，避免一些消极的、悲观的、负面的情绪在长期的工作中滋生。具体建议做好以下几方面的教育：

1.基本照护技能及将其付诸实践的能力。（专业性）

2.心理建设：正确认识人生、老、病、死的过程，以及在此过程中所经历的一切，如：病痛、各种极端症状。保持一颗平常心。（自我保护、免干扰能力）

3.识别能力与沟通能力：观察、识别被安宁疗护对象的各种表现，及时向上级汇报以及与家属沟通。

（三）方法、步骤

表 9-2-3 提供安宁疗护的方法

建议步骤	举例
评估	1.身体有无其他老年病？这种老年病让老人有什么样的感受和风险、有无其他缺陷 2.精神及心理有无抑郁、焦虑、妄想等表现 3.人生经历：社交、职业、重大事件、喜好等 4.脑部病变：疾病阶段，失智症目前主要表现 5.信仰：信仰或个人宗教
明确照护问题	通过评估、医疗检查等，了解老人目前存在的问题，利用专业知识，找出需要解决的问题
团队合作	根据问题，组合专业的团队，用专业的知识及能力解决相应的问题
设立照护计划	1.以老人舒适为基本原则 2.计划需家属参与并认可 3.涉及生理、心理、社交等各个方面 4.依据现有情况，实际分析，制订切实可行的照护计划 5.根据老人情况，随时分析，随时调整

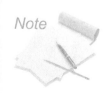
Note

续表

建议步骤	举例
环境设计	1.从色彩、装饰、人员、用具等创造老人认可的、感觉舒适的环境 2.包括灯光，声音环境
家属关怀	1.知晓老人目前状况。参与照顾计划制订，甚至实施 2.家属会存在压力，可能与照护团队人员发生冲突 3.家属有释放压力、悲伤等情绪的需求 4.老人死亡后，协助家属处理后续事宜
沟通能力	1.了解老人的需求，最好由最熟悉老人的照护人员及家属来担当 2.照护团队与家属的沟通，相互理解，彼此支持 3.团队成员之间的沟通，平等、开放、有效

（四）为失智老人提供安宁疗护的实施建议

为失智老人提供良好的安宁疗护并不是一件容易的事，不但要掌握其他章节提到的专业知识，也要具备对其熟练、灵活运用的能力。对安宁疗护的实施，提出以下几点建议：

表 9-2-4 提供安宁疗护的实施建议

实施建议	具体内容
以人为中心的疗护	以失智老人需求和感受为中心。如：语速快慢的定义，失智老人认为快，无论照护人员自己认为多慢，依然是快
持续性疗护	疗护是个连续、随疾病发展不断调整变化的过程，要给予失智老人自始至终的关怀 注意：避免过度医疗：避免过于侵入性、复杂及无效的治疗
良好的症状控制及舒适照护	密切观察，缓解疼痛和其他不适症状，涉及生理、心理等各个方面
心理社会及精神支持	建立老人信心及安全感
家属照护与参与	如：陪伴

Note

续表

实施建议	具体内容
实时记录治疗决策过程及医患沟通细节	对安宁疗护效果的评价非常重要
不过分强调"见医嘱才处理"	使安宁疗护准确、及时、有效
持续的陪伴	不能让老人单独离开，所以要24小时陪伴
照护员的工作	1.心理准备：树立将死亡视为正常过程的生活观，是人存在形式的一个转折点 2.及时汇报主管领导，及时与家属沟通老人情况

第三节 失智老人安宁疗护的常见问题

失智症与其他无法治愈的疾病不同，病程长短不一，发展轨迹各异，需要安宁疗护的时间不一。同为失智老人，病程可能为2到15年不等。目前接触过患病时间最长的老人患病历程已达23年，身体功能严重退化，不能识别并与人交流的状态已达3年。失智症本身是一个原有症状不断加重、新症状不断产生的过程。目前又缺乏有效的预后预测，很难真正了解老人的期望，给安宁疗护的实施带来难度。现就安宁疗护的常见问题举例如下（表9-3-1）。

表9-3-1 为失智老人提供安宁疗护的常见问题

常见问题	产生原因
疼痛	1.可能由其他常见病引起 2.在整个病程中都有可能出现 3.可能表现为焦虑，烦躁易怒，攻击性行为等
忽视	1.老人到了晚期，也依然有可能保持自己对事物的理解，情感需得到尊重 2.有交流、被关心的渴望 3.有疑虑、困惑，需要帮助 4.需求可能由于照护人员对疾病、对老人的过往缺乏了解，不能有效交流等被忽视 5.在老人昏睡时，平时与老人交流的习惯仍然需要继续，尽管对方无法做出回应

Note

续表

常见问题	产生原因
打扰	1.老人可出现幻觉、妄想等精神症状，会沉浸在自己的世界 2.有可能被常规的精神慰藉所打扰

　　失智老人有着医疗及照护需求的特殊性，我们应遵从以人为本的原则，将安宁疗护运用在整个病程的始终。我们应学会像呵护新生命的到来一样去呵护生命的终点，让这个终点充满关爱，充满温暖。

（杨平叶）

课后思考与练习

如何正确运用安宁疗护以提高失智老人的生命质量？

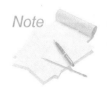

Note

第十章 失智老人的环境治疗

学习目标

了解人文环境的调整策略

前 言

失智老人的行为与情绪问题 90% 源于环境，只有 10% 源于生理痛苦。环境指硬件环境（房间布局、颜色、家具等）和人文环境（照护员如何对待老人）。因此好的环境是重要的治疗手段。本章仅从照护员角度出发，介绍人文环境对失智老人的影响，并通过调整环境策略，预防失智老人的行为与情绪问题，减轻照护员的负担，提高老人和照护员的生活质量。

第一节 针对失智老人的环境治疗的 研究与应用

在环境治疗领域，世界各国做过很多努力，其中荷兰的研究开始较早，应用范围较广。目前荷兰在失智症干预方面除药物外，环境治疗是有效降低失智老人的行为与情绪问题，减轻照护员负担的

Note

重要手段，被荷兰政府编入医典，作为干预失智症的第一个步骤。如果环境治疗不奏效，医生才会考虑谨慎用药。阿姆斯特丹自由大学的罗斯玛丽·德雷斯教授（Rose-Marie Dröes）发现，大脑受损给老人带来的生理痛苦仅占10%，而心理痛苦占50%，社交隔绝占40%。如果接受疾病的现实，将精力放在减轻老人的心理痛苦，增进社交等环境干预手段上，可以有效降低行为与情绪问题。

荷兰著名老年医学专家和老年心理学专家腾巴克博士（Ton Bakker）指出：失智症的非药物疗法（Niet-medicamenteuze behandeling，NMB）是目前为止最有效、最安全的干预手段。其中环境治疗是非药物疗法的重要内容。

荷兰老年医学专家，安娜克·冯德普拉茨女士 (Anneke van der Plaats) 则从失智老人的角度具体诠释，什么样的环境有治疗效果，能有效降低失智老人的行为与情绪问题。

科学家的发现影响了荷兰养老机构，不论护理、康复激活、活动设计，还是建筑与装修等都深受影响。这里我们仅从照护员角度介绍人文环境对失智老人的影响及调整策略。以下第二节与第三节的内容主要编译自《De Wondere Wereld van Dementie》（失智症的奇妙世界）。

第二节 人文环境对失智老人的影响

学习人文环境对失智老人的影响，其目的是为了理解他们"不可理喻"的行为，找到原因，对症下"药"。为此，我们首先需要学习以下四个方面的知识。

一、大脑应对刺激的四个发展阶段

（一）第一级：在婴儿1岁以前，大脑完成第一级的发育。在这一级，大脑可以接受单极刺激，身体完成不经过思考的无意识的举动，如吮奶。当大脑在这一级别受到损伤时，会造成瘫痪、反射障碍、触觉障碍等。

（二）第二级：在孩童三岁前完成。在这一级大脑可以同时

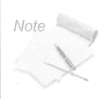

Note

处理数个从外界进来的信息／刺激，如在被触摸的同时，转过头去看触摸的人是谁，同时听他说话，形成对他的印象。当大脑在这一阶段被损伤，会出现失用症（是一种获得性障碍，指患者不能做已习得的有目的或熟练的技巧性动作。如刷牙和扣扣子等），感觉障碍（主要指五官感觉，味觉、触觉、视觉、嗅觉、听觉出现障碍），以及记忆障碍。在这个阶段，人脑的杏仁核也发育成熟。在漫长的进化过程中，杏仁核最初的目的是识别危险，并迅速反应。杏仁核能在瞬间"点燃"原始反应：如受到挑衅时的愤怒，感到害怕时逃走的冲动，悲伤时流泪，快乐时大笑等。杏仁核在接受积极信息／刺激时，所引起的反应是截然不同的。当环境安全且有趣时，人会高兴，并乐意配合。在第二级，人类的基本情感发育成熟：愤怒，悲伤，高兴和恐惧。

（三）第三级：人脑在这一级会有意识地对周围的信息／刺激进行筛选，大脑对周边环境有总体的把握和判断，经过思考，决定如何得体地做出反应。在这一级别，人会有意识地选择，或压抑冲动，或戴"面具"，或流露真实感情等。当人脑的这一级受到伤害时，无法过滤信息／刺激，脑子里塞得满满的，非常紧张。（如多动症 ADHD）人脑发展到第三极能够基本保证人正常的行为举止。

（四）第四级：人脑在这一级可以完成更加复杂的功能：计划，决策，自知且知人，根据不同的环境和形势来调整自己的行为，审时度势，批评和接受批评，主动性，组织，克制，责任感和执行等。这一级在人 23 岁左右发育成熟。当这一级受损时，会出现人格障碍和性格的改变。

外界的信息／刺激可以瞬间经过大脑所有 4 级功能，这个过程叫"理解过程"。理解过程能帮助人类更好地认知周围环境和形势，并迅速决定采取什么行为。如果理解正确，那行为就是合适的，如果理解错误，行为也是错误的，人们会责备："看你都干了什么？"当大脑受损，无法完成3-4级的高级功能，而只能使用1-2级功能时，他周边的环境（包括人）必须是他能理解，而且感觉安全的。这样的环境叫"良性环境"；他不能理解，而且感觉不安全的环境叫"恶性环境"。

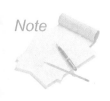
Note

二、失智老人的大脑对外界刺激的应对

失智老人难以刻意控制自己的情绪。前一秒会因为我们的一句话而勃然大怒，后一秒就能因为我们的拥抱而高兴起来。失智老人在积极的环境中，他们的大脑功能貌似会"爬山"：从2级爬到3级甚至4级，他会配合做个人卫生，会幽默地开你的玩笑，会讲故事；我们以为：老先生今天真开心！不是的！老先生之所以表现良好，是因为我们做得好，我们和善可亲，动作迟缓，而且我们做事有原则有规律，老人能看得懂，因此感到安全。相反，如果我们的言行太快，不友善，杂乱无章，老人无法理解，他们的杏仁核不断受刺激，就会烦躁不安，甚至有攻击行为。

失智老人无法像正常人那样去应对外界刺激。他们无法筛选信息，难以控制冲动，因此我们别无选择，只能改变我们自己的行为。

三、对失智老人的大脑而言的恶性刺激

了解了大脑发展的4个阶段，接下来我们来学习，对失智老人而言，到底什么是恶性刺激。

（一）过多刺激是恶性刺激

正常人的大脑可以同时处理多个信息，或过滤，或删除，或进一步处理/存储，所以正常人能轻易集中思想。但失智老人的大脑受损，其功能多停留在第2级。首先处理信息的速度较慢，其次无法同时处理多个信息/刺激。对他而言最难处理的是声音和移动刺激，这种刺激又叫"动态刺激"。失智老人也很难集中注意力。

> **举例**：照护员不停地走来走去，电话此起彼伏，人们大声说话，来去匆匆。在这种情况下，失智老人不知道发生什么事，他们精神高度紧张，不知道该做什么，有的想回家（逃离不安全的环境），有的完全"停机"了，连最简单的动作，如把食物送进嘴里都无法完成。
>
> **又如**：当失智老人用餐时，照护员把吃空的脏碗丁零咣啷地收起，或交接班，或一面大声说话一面进进出出。对正常人而言，这是生动热闹的场景，但对老人而言，他被无数刺激所淹没，变得恐惧，

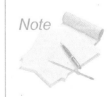

Note

烦躁，想要逃离，或无法动弹。我们总说："老太太今天胃口不好，不想吃饭"，可事实是，在我们这堆"刺激发射机"的包围下，老太太的大脑"停机"了，别说吃饭喝水，她什么事都做不了。

（二）过少刺激也是恶性刺激

1.和过多刺激一样，过少刺激也是恶性环境

人脑在第 2 级时不能处理静态刺激。所谓的静态刺激是：所有不移动的，没有声音的刺激。因此失智老人不能呆在一个没有一点动态刺激的环境当中。他们的大脑需要刺激，因此会到处走动。当他们走动时，环境向后移动，而且他能体会到肢体的运动，这些都是动态刺激。他可以这样走上几公里，即使很累也停不下来。如果不许他走动，他有另外的方式制造刺激，那就是喊叫，以体会声带的振动，捕捉到动态刺激。这些类似于强迫症的行为，如抓挠自己，都表明环境的动态刺激太少了。有时整天睡觉（在不给药的情况下）也是强迫症状。

2.过少刺激有时比过多刺激更可怕，能引发老人严重的行为问题

如饭后，东西都收拾好了，照护员离开了，这时房间里突然寂静下来，失智老人无法主动创造话题来打破寂静，他们会出现不可抑制的强迫行为，如有的不停地点头，有的吹口哨，有的不停地走动，这种强迫行为可以持续好几个小时；然后照护员突然回来，大声说句什么又走了，这种猛然的动态刺激把老人的不安推到了顶峰。所以荷兰人总结出了一条黄金定律：饭后在房间里留一个动态刺激源，实践证明，最好的动态刺激源是美丽的电视画面（如：动物世界，天线宝宝，或者怀旧老片子），饭后也可以做一些游戏。

3.失智老人可能无法处理静态刺激

失智老人强迫症般不停走动的，荷兰人称之为"浪人"。这一类老人无法处理静态刺激。如果房间里没有移动的东西，没有声音，他们会出去寻找动态刺激。有时他们出去是因为房间里动态刺激太多了，他们去走廊躲清净，但走廊的动态刺激又太少了，他又走回房间，这样来来回回。有的机构会把他们禁锢在椅子或床上，这样做的后果是：老人会叫喊，或者抓挠自己。老人的这种不停走动和

Note

被禁锢后的叫喊，会成为一种"上瘾"的行为。为了制止他们，机构会给药，而镇静类药物对失智老人有较强的副作用，虽然能暂时让他安静下来，但药效过后行为问题更加严重，寿命也会缩短。

4.有的老人拒绝外界刺激

他们整天坐着发呆，或者睡觉，一动不动，荷兰人称之为"禅修者"。他们是为了坐而坐。有的"禅修者"虽然看似一动不动，实际上他们并不是真正的禅修者，他们只是需要更加安全的良性环境。真正的禅修者肌肉是放松的，当动态刺激进入视线时，他们会闭上眼睛，拒绝这种刺激。参加集体活动或者游戏，对禅修者而言是受罪，他们的大脑是疲惫的，对他们而言，最好的环境是安静的房间里播放舒缓的乐曲。

举例：漆黑一片的房间

晚上睡觉对老人而言，也是一门学问。试想：房间里漆黑一片，了无声息，是完全的静态环境。即使开了夜灯也不解决问题，因为夜灯是静态的，这时老人是无法安然入睡的。他会不停地走出房间，或反复呼叫照护员。解决的办法是：睡觉时放轻柔的音乐，或者使用那种能变换色彩或图案的灯，或用歌厅里那种转来转去的球灯，或者一个抱着睡觉的长枕头或者布娃娃，或者干脆让照护人员同睡，这些动态刺激都恰到好处，能够让病人安然入睡。

举例：太软的床垫

太软的床垫，如防止褥疮的专用床垫，失智老人陷进去，会以为自己浮在水面上，他会很紧张地蜷缩起来，一只手紧紧地拽着床沿，不让自己"沉"下去，这时最好的办法是给他一个可以手脚并用抱紧的长枕头，他们有了"救生"木，就不会担心"沉"下去了。

（三）让失智老人感到自己一无是处是最大的恶性刺激

失智老人的行为问题多由挫败感引起，而引子通常就是照护员。正常人做错事会聪明地掩饰或为自己找借口，但失智老人无法完成这样复杂的任务。他们只会感到不安和由此产生的愤怒、反抗、沮

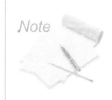

Note

丧等应激反应，又叫"灾难应激反应"，挫败感越多，反应越激烈。就像电脑，病毒越多，防火墙越高级。因此在以下环境中，老人有时会突然爆发：

1. 别人总是比他好 / 做的比他对 / 知道得比他多；

2. 争论对错（虽然，但是……）；

3. 挑衅（你认不认识我啊？猜猜我是谁。你吃过饭了吗？您多大年纪了？昨天你干吗了？）

4. 责备：你干了什么呀！你都问过五遍了！我已经告诉你了！

5. 一次问太多问题，或者问题太难；

6. 禁止，或者命令：不许做！不许动！这你不能动的！

7. 问为什么（思考原因需要最少 3 级大脑功能）；

8. 纠正；

9. 事事包办：你放着，我来做！我来帮你！

四、记忆的图片

人类的记忆是由图片构成的。当谈起上周末在哪里时，我们脑海里会出现休假的画面。人类的记忆就像一本巨厚的连环画，即使每天都有新的画片加进来，记忆也不会填满。印象深刻的记忆比日复一日没有变化的记忆留存得要深。

举例：关于"钥匙在收音机"旁的记忆

如果有人说"钥匙在收音机"旁，我们首先会在脑海里搜寻收音机的图片，然后用沿途看到的所有物体和这张图片对照，对上了，收音机就找着了。紧接着，我们会从记忆中搜寻"旁边"的图片，旁边意味着收音机侧面，而不是前面或者后面，最后我们会在记忆中搜寻"钥匙"的图片，当所有要素都和记忆中的图片对上后，钥匙就找到了，这个过程在我们不知不觉的情况下自动完成了。所以记忆除了存储功能以外，还有识别功能，因此我们才会清楚：身在何处，要去哪里，对方是谁，我们要找的东西长什么样子。

当失智症攻击大脑，新的记忆很难通过图片的方式存储，而旧的图片变得越来越模糊，直至消失。记忆的消失遵循"先进后出"的原则，最先消失的图片是最近 10 年的，然后是近 20 年的，然后

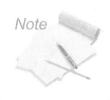

Note

是 30 年、40 年、50 年前的。年代越久的"图片"在脑中保留的时间越长。所以一位 80 岁的失智老人，他所认识的收音机和钥匙，跟现在的完全不同，这就是为什么中后期的失智老人无法识别现代用品，如电视、家具、手机等。对他们而言，几十年前的老东西更让他们感到安全，因为他能识别。在老人刚进机构时，尽管你一再解释："这是您的家，您就住在这儿。"他还是会惶恐，因为里面没有一件东西是他认识的，他觉得自己是不速之客，闯入了别人家里。有的失智老人无法认出自己的老伴和子女，他们看镜子时甚至不知道那是自己，就是因为他们脑中尚存的，有关伴侣/子女/自己的图片是几十年的，跟现在出入太大，无法吻合。

有时某些特定的动作也会唤醒老人过去的记忆，引起相关反应。如：照护人员突然抬手的一个动作，让老人恐慌不安。或许那个动作很像老人孩提淘气时冷不防被大人抽了一下。在排除其他因素，仍然无法找到他恐慌原因的时候，这很有可能就是一个原因，叫"不可预测的行为"。发生不可预测行为时，照护员请理解，这不是针对你的，只是你的一个动作跟他脑中的一张"旧图片"正好吻合。

语言对于失智老人而言属于"高难度"动作，因为在听你讲话的时候，他需要及时从大脑中"调"出相关图片，图片吻合了，他才能理解。正常人完成这个理解过程是极其迅速的，但失智老人不同。有时对他讲太多话，还不如让他说（如聊他过去的生活）。或者你的话要简单明了，不要有太多的新鲜词。如"我扶您上电梯"，老人几十年前电梯还不存在，让他理解这个词太难，不如和他聊聊他孩提时期的趣事，然后一面扶他进电梯。或者，当你要带老人上厕所时，你说："咱们一起去洗手间吧"，老人可能无法理解"洗手间"这个词，因为几十年前叫"茅房"，所以你得领他去洗手间看，他才明白是做什么的。

通常，失智老人脑中会顽固地出现同一个画面，这个图片让他觉得必须立刻做点什么才行。如看到照护员拿着包下班，他也要立刻回家。因为老人过去下班后是去接孩子的，人们提着包下班，"提醒"她去接孩子，你越阻止，她越焦躁。因此了解老人过去的生活

Note

习惯极其重要。此时照护员可以设法转移他的注意力，如果这个办法不奏效，那就一起把戏演完吧，和她提着包在外面转一圈，五分钟之后她已经记不住为什么要出门了。荷兰不少养老机构在花园里做一个公共汽车亭，当老人要求回家／出去时，照护员说：好啊，那您去看看公交车几点来。老人会去公共汽车亭里查时间表，他自然是看不懂的。五分钟之后他会回来说：公交车过一会儿才来呢，我在你这坐一会儿，之后他会忘记回家这回事。

　　有时老人貌似会说谎，或说一些不存在的事。实际上，要杜撰一个故事，或者说一个谎，需要第4级大脑功能，这是失智老人不具备的。他"杜撰"的那个事，或许是过去他经历过的事，或许是他曾经看过的电影。此时不用纠正，也不用嘲笑他，听他说，或者附和一下，都是不错的主意。

第三节　人文环境的调整策略

　　学习了以上知识，我们更容易理解失智老人的行为和情绪问题。事实上，几乎所有"不可理喻"的行为和情绪问题都是有原因的（除极少数情况如癫痫、舞蹈病、精神病等），学会具体分析和调整照护员自己的言行，可以减少恶性刺激，为老人创造他感觉安全的人文环境。

一、人文环境中避免恶性刺激的策略
（一）避免过少刺激

　　老人身处的环境最少要有一个动态刺激源如轻柔的音乐，或变幻的灯光。
（二）避免噪声刺激

　　照护员请不要穿会发出声音的鞋子，如高跟鞋等。请穿软底鞋。
（三）建立有效联系

　　1.在和老人建立联系之前，请先观察他的面部表情，他是紧张的还是放松的。根据他的身体语言（退缩的？害怕的？防卫的？放松的？）调整自己的态度。

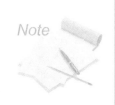
Note

2.不要急着进老人房间，先在门口观察一会：老人的状态如何？他看见你了吗？当老人看你的时候，和气地笑着向他点头致意，并询问自己是否可以进来，他批准后，让他看着你走进来。

3.不要老是杵在老人面前，应尽可能地坐在他们身边，让他能看见你的眼睛和面部表情。

4.留足够的"缓冲时间"，因为老人的大脑处理信息/刺激比常人慢许多。

5.有话慢慢说，言简意赅；不要用长而复杂的句子。

6.向老人提问时，一次提一个简单问题，老人回答了再提下一个问题。不要提开放型问题，如：您想吃什么？取而代之选择题：您想吃米饭还是面条？

7.多用与感官相连的形容词，如：漂亮、凉快、好吃等。

8.当他忘词时，自己说出来，不要傻等。如：当老人不知道现在是白天还是晚上时，你可以先向他说：早上好，他得到提示，心里会很安慰。

9.不要突然做出滑稽的动作，有时候不仅不能逗笑，还会开启老人的杏仁核。

10.不要在老人背后说话，或者从他背后突然绕到他前面去。对老人而言，突然从后面冒出来的人或声音，形如鬼魅，令他不安。

11.表现足够的尊重。

12.当老人要求你做什么时，立刻去做，或立刻回应，不要说我马上来了，我一会儿就做。马上是多久？一会儿是多久？他本来就有时间障碍，这样说只能加重他的挫败感。

13.不要用命令的口气和他们说话，更不要用如"吃饭饭"这样的童言，他知道自己不是小孩。

14.不要强迫老人做或不做什么事，否则收获的只有顽强反抗，因为他首先感觉到的是被统治，而不是这件事的本身。可以让他做选择题，并把你想让他做的选项放在最后。如：你想让他吃香蕉，可以问：您想吃苹果还是香蕉？老人通常会选择后者。

15.跟他告别时，尽量不要打扰别的老人。

16.表现稳重安全的气质。

17.镇定稳重，井井有条。不要过多地走来走去，不要过多地打

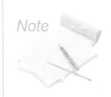

Note

电话或呼来喝去。如果我们匆匆忙忙，杂乱无章，会引起失智老人的应激反应，因为刺激太多了。

二、创造良性人文环境的策略

与恶性刺激相反，良性刺激是：可识别的、安全的、舒适温馨的、多彩的、有趣的、令人有美好感觉的刺激。创造良性的人文环境是一门需要爱和创造力的艺术。

（一）创造舒适的，熟悉的环境

1.给老人遛弯的区域白天要光线充足，有良性的动态刺激（如电视画面），有趣味性，而且要方便老人转回来，如环形走廊等。到了晚上灯光要调暗，否则病人会日夜颠倒。在行走路径上摆放供老人休息的椅子。

2.创造怀旧环境：如老家具，老照片，反映过去生活的绘画等。现代用品，如装在瓶子里的洗手液，老人无法认知，应该换成肥皂。

3.鸟叫声让老人感到平静。可以在行走路径的座椅边安放录音机，自动播放鸟叫声。

4.在走廊的扶手栏杆上挂小篮子，小篮子里装些娃娃、绒布球等物品。有的老人会收集这些物品，藏在自己房间里，这样他就不会去别人房间拿东西。照护人员晚间再偷偷把这些东西拿回来归位。

5.在卧室创造一个动态刺激源。

当然，老人不愿意睡觉有多重原因，如：过去都是两个人睡，现在要一个人睡，或者恰恰相反。或者被子太轻，床垫太硬/软/冷等等，所有和他过去的习惯相违背的，都有可能是原因。应因人而异，具体分析，对"症"寻找解决方案。

（二）增强老人的自主和行动能力

1.邀老人一起准备饭食。饭前郑重地铺上台布，摆上碗筷和漂亮的餐巾，让饭菜的香味飘出来，这些都是仪式化的细节，给老人清楚的暗示。他们看到这个场景，嘴里会自动分泌唾液，准备吃饭。用仪式化和感官刺激（香味、五颜六色的餐巾等）形成良性刺激，他们会非常配合。在用餐时摒除所有与吃无关的刺激，让老人专心吃饭。失智老人有时空障碍，他们不清楚几点该做什么，只能通过

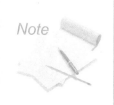

Note

暗示来帮助理解，让他们自动参与到相关活动中。

2.失智老人希望做有意义的事，因此可以根据每个老人的喜好，请他们做力所能及的事。如帮忙折毛巾，帮忙收盘子等，不要事事包办。照护员时不时表现一点对老人的依赖，能激发老人的行动能力。

3.如果要做家务，在老人看得见你的地方做。

4.不要让老人整天坐着，他会因此变得非常疲惫和不安。可以根据每个老人的情况，分组组织喜欢的活动，如唱歌、打牌等。

（三）过有规律的生活

失智老人需要有规律的生活，这让他们感觉安全。如：起床后先做个人卫生，然后早餐，然后集体活动，然后午餐，然后午睡，然后集体活动，晚餐，休息。这一套规律中如果有一件事没做，老人会觉得：有大事要发生了，但他又不知道是什么事，会焦躁不安。当然，每一位失智老人都有自己的生活规律，应尽量顺应他本有的规律，而不是强迫他顺应别人的规律。

（四）学会积极对话

1.失智老人需要很多的肯定和赞扬，所以不要吝啬你的美言，老人会配合你的。

2.转移注意力是一门艺术：当老人拒绝配合时，可以转移话题，如：我给您冲一杯香喷喷的豆奶吧。我们一起开开心心去散步吧。失智老人的大脑功能停留在第2级，杏仁核在这一级除了对恶性刺激有应激反应，对良性刺激也有积极反应，当我们用诱惑或者积极的语言（特别是能联想到感官刺激的词汇时），他们通常会比较配合。

3.在对话过程中，照护人员应多用生动的表情和肢体语言，帮助他们"看懂"自己要表达的意思。

照护员是良性环境的要素：因此在服务老人时，让老人接受你并且和他们建立联系很重要。当联系建立之后，病人是配合的，有时只需要几秒钟。当我们心中不快，或者心烦意乱时，失智老人能很快捕捉到，并立刻表现出愤怒和恐惧。当你不慌不忙，和蔼可亲时，他会抱着你的胳膊问："你是我妈吗？"或者"我们过去认识吗？"他感到和你在一起很安全。

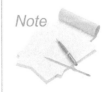

Note

三、案例

案例1：拒绝上厕所的张奶奶

小张要带王奶奶上厕所，因为还有很多事没做，所以小张有点着急。她很快地走向老人，王奶奶见她"冲"过来，吓得身体和头往后靠，她的身体语言很明显："这个女人冲我来的，我不知道她要干什么？"果然，当小张问王奶奶要不要上厕所时，她害怕地拒绝了，接下来是无休止的争论："您不是想上厕所吗？"王奶奶的杏仁核被启动了。小张哪里做错了呢？答案是：她动作太快了，忽视了基本功：先和老人建立联系（王奶奶看到自己了吗？她紧张吗？）然后再慢条斯理，很和气地问她要不要上厕所，如果她拒绝，那不如说："我俩去花园走走吧！"同时把胳膊伸给王奶奶让她挽，这个动作她看得懂，会乖乖地跟你遛弯，然后顺便把厕所上了。

案例2：发生激越行为的潘爷爷

小李要给潘爷爷吃药，他正坐在沙发上看电视。小李站在潘爷爷面前，很和气地说："这是您的药，吃了吧。"潘爷爷站起来，狠狠地甩了小李一个耳光。小李觉得很委屈：他按流程做了，为什么还挨打？这是因为潘爷爷好斗！他叫来同事按住老人，三人大战爆发了。在这一案例中小李哪里做错了呢？他同样忘记了基本功：潘爷爷看见他走过来吗？没有！当时他在看电视，没看到小李，他只知道电视屏幕突然消失了，而小李侵入了他的领地。正确的做法是：蹲在潘爷爷的侧面，轻声告诉他该吃药了；也可以先抚摩他的手或肩膀，引起他的注意，确保他看到了你，听见你在说话。

四、环境治疗的范例

荷兰有众多优秀的养老机构，在创建有治疗效果的环境方面做得很到位，如：生命公寓，失忆小镇，德派普失智症激活中心，苍鹭失智农场等。在有良性环境的养老机构，失智老人的寿命延长，生活质量提高，照护人员的负担减少，老人带病颐养天年。

Note

延伸阅读：

失忆小镇（Hogeweijk）

以失忆小镇（Hogeweijk）为例，它还原了荷兰"二战"后的老街。这个"小镇"是封闭的，只有一个进出口，在小镇内部老人是自由和安全的。他们可以去"买菜"，去酒吧喝两杯，去咖啡馆坐坐。"服务员"都是受过专业训练的工作人员。他们配合老人，"穿越"回过去，过有规律和有质量的生活。失忆小镇的另一个特点是按老人的教育/工作/信仰/文化背景来分居住区，因为生活方式类似的人在一起才觉得像一家人。如：喜欢都市生活的人，晚睡晚起；而务农的人早睡早起，让他们混居，势必相互影响。又如：受过高等教育的人，喜欢和有同样背景的人一起生活，聊天能聊到一起。

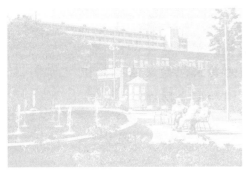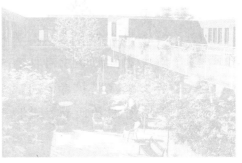

荷兰失忆小镇（图片源自其官网：https://www.vivium.nl/verpleeghuis-dementie-hogewey-de-hogeweyk-weesp）

（张畅）

课后思考与练习：

一、环境的要素包括什么？

二、学习以上内容后，您觉得作为照护员，您需要改变的思维与言行模式有哪些？

Note

第十一章 失智老人权益保护

本章大纲

第一节　失智老人权益

第二节　失智照护中的约束问题

第三节　失智照护者的权益保护

学习目标

1. 了解适用于失智老人有关权益保护的法律知识

2. 了解失智症照护中可能存在的约束问题及法律知识

3. 了解失智症照护者的自我照顾和安全防护

4. 了解失智照护问题在其他国家的借鉴

第一节 失智老人权益

由于疾病，失智老人保护自我的能力、自我权利维护能力以及行为责任能力不断降低，甚至丧失。因此我们需要更加关注他们的状态，主动去维护及争取老人的正常权益，保护他们不受到侵害。

（一）在权益保护中"失智"老人的定义及特殊性

失智老人照护员不但需要正确理解和掌握有关失智症照护中的理论和技能，更需要正确理解失智症本身症状对失智老人自身权益的影响。在失智老人照护中，照护员对失智老人身份和价值的定义直接关系到照护行为及态度，从而关系到被照护者的权益保护问题。

失智老人在年龄上受老年人权益保障法保护，患有失智症的老年人同样享有国家保障老年人依法享有的权益。从疾病的角度，失

Note

智症属于脑器质性精神障碍疾病，它是由于慢性或进行性大脑结构的器质性损害引起的高级大脑功能障碍的一组症候群，并且现阶段失智症具有不可逆性。65 岁及以上老年人是失智症主要患者人群，症状主要表现为认知功能损坏、日常生活能力下降、精神行为异常。所以，失智老人同样适用于我国《精神卫生法》和《民法总则》中有关维护精神障碍患者的权益保障内容。

（二）失智老人的权益在现有法律中的相关体现及解释

1. 人格尊严

《民法总则》第一百一十条规定："自然人享有生命权、身体权、健康权、姓名权、肖像权、荣誉权、隐私权、婚姻自主权等权利。"具体是：

（1）生命权是指以自然人的生命安全利益为内容的权益。

（2）身体权是指自然人保持其身体组织完整并支配其肢体、器官和其他身体组织的权利。

（3）健康权是指自然人维护其机体生理技能正常运作和功能完善发挥为内容的权利。

（4）肖像权是指自然人对在自己的肖像上体现的精神利益和物质利益所享有的权利。未经本人同意，不得以营利为目的使用公民的肖像。

（5）名誉权是指自然人就其自身属性和价值所获得的社会评价，所享有的保有和维护的权利。

（6）隐私权是指自然人享有的私人生活安宁与私人生活信息依法受到保护，不受他人骚扰、知悉、使用、披露和公开的权利。其中，以上条款是关于民事主体人格权的规定；在老年人权益保障法第七十七条也有明确规定，"禁止利用侮辱、诽谤方式损害老年人的人格尊严。"

人格尊严是公民的一项宪法权利，我国宪法明确规定："中华人民共和国公民的人格尊严不受侵犯。禁止用任何方法对公民进行侮辱、诽谤和诬告陷害"。侮辱老年人是指故意以暴力、胁迫、语言、文字等方式贬低老年人人格。例如：

（1）暴力侮辱是指对受害老年人实施暴力或者威胁，使得老年

Note

人的人格、名誉受到损坏。例如：强行剥光老年人的衣服，强迫老年人吃污秽物等。

（2）语言或者动作侮辱，也就是用口头语言对老年人进行嘲笑、辱骂，或者是行为人做出一定的动作姿态使人受辱。

（3）书面、文字、图画、信息、网络侮辱，主要表现形式为以书面语言的形式辱骂、嘲笑老年人，使老年人的人格尊严受到损害。

失智老人由于疾病缘故认知功能逐渐丧失，对于自我尊严保护能力也逐渐消失，失智老人照护员需要站在失智老人的角度维护其人格尊严。

2. 人身权

人身自由权也属于人格权的范畴，我国宪法第三十七条规定："中华人民共和国公民的人身自由不受侵犯。任何公民，非经人民检察院批准或者决定或者人民法院决定，并由公安机关执行，不受逮捕。禁止非法拘禁和以其他方法非法剥夺或者限制公民的人身自由，禁止非法搜查公民的身体"。在失智照护中，在疾病安全的角度防治失智老人走失，对于照护失智老人场所或机构常设有失智专区，也就是在特定范围内给予失智老人安全的活动范围，当失智老人试图离开安全活动区域时，为防止暴力阻止对于失智老人的身体伤害，应在硬件设施或软件服务中使用特定技巧避免失智老人离开安全区域而导致走失。

《民法总则》第二十一条规定："不能辨认自己行为的成年人为无民事行为能力人，由其法定代理人代理实施民事法律行为。""不能辨认自己行为"的定义有两类，一个为不能辨认自己行为的成年人，一类为不能完全辨认自己行为的成年人。《最高人民法院关于贯彻执行＜中国人民共和国民法通则＞若干问题的意见（试行）》第5条中指出"精神病人（包括失智老人）如果没有判断能力和自我保护能力，不知其行为后果的，可以认定为不能辨认自己行为的人；对于比较复杂的事物或者比较重大的行为缺乏判断能力和自我保护能力，并且不能预见其行为后果的，可以认定为不能完全辨认自己行为的人。"失智老人由于疾病的缘故会逐渐失去判断能力、自我保护能力和预见其行为后果的能力，依法设定的监护人有权保护其人身、财产及其他合法权益；并且失智老人从事与其辨认识别

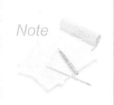
Note

能力不符合的民事法律行为会依法被撤销或者认定为无效。

3. 保护失智老人权益的实际应用

在失智照护中，失智照顾机构及失智照护员应围绕失智老人生命安全、生命维持为内容的权利作为服务提供的底线，在硬件环境及软件服务中保护失智症老人的生命权、健康权，维护失智老人的身体（包括头颈、躯干、四肢、器官以及毛发指甲等）不受侵害。人格尊严具有主观性和客观性，失智照护员在判断一个人的人格尊严是否受到侵害时，不能仅考虑失智老人的主观感受，更要从各角度考虑其在通常社会范围能所享有的作为"人"的最基本的尊重是否被贬损。照顾失智老人不仅仅是照顾失智症这个病症，除了疾病这个因素，照护员不难发现失智老人在日常生活中所表现出的人格特性、生活经历、文化背景和极富有个性化的价值观，所以首先要尊重失智老人作为一个独特有着丰富情感及人生阅历的人；其次，正确地看待失智症这个疾病并了解疾病的原理和症状；再次是正确看待这个受疾病困扰的生命，而非生命个体本身。从这三个层次去看待失智老人的时候，照护员既能保护失智老人权益也能保护自己。

（三）失智症相关的犯罪与处理

失智老人由于其行为能力责任的减弱及丧失，一些时候可能会出现违反道德，甚至触犯法律的行为。这些违法或犯罪的行为往往与其认知功能损伤的程度有关系。轻度认知功能障碍的老人，可能因为他的判断能力低下而发生职务犯罪行为，例如：渎职、偷窃、贪污或挪用公款等，有些还因为无法抑制其突如其来的性冲动，用一些愚蠢的方式对儿童、妇女实施性侵犯，构成强奸行为。失智症功能损害比较严重的患者则可能因为错误的判断，或者是情绪的异常而出现攻击他人的行为，导致他人受到伤害，等等。

对失智老人以上违法犯罪行为，我们应及时地提醒司法部门在对患者进行处理时，充分考虑老人的行为责任能力，通过司法和精神病学的方法对老人实施违法犯罪行为的辨认及控制能力进行鉴定，并在此基础上判罪量刑，同时追究其监护人的责任。司法鉴定需要及时实施，并尽可能在最短的时间内完成，以免失智症患者的病情进一步恶化，从而影响鉴定的准确性。

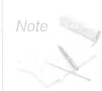

在法律纠纷中，失智症患者的身份与行为能力是需要得到很好的裁定，他们维护其自身权益的能力或民事、刑事责任能力已经受到削弱，因此，认知失智老人不具备自我辩解、自我举证等法律责任人的能力，这些能力应由其监护人代为执行。我们在怀疑老人有失智症的时候，应通过司法鉴定明确老人失智症的诊断并根据其具体情况，按照司法程序委托或指定相应的监护人、律师代为应诉。

第二节 失智老人照护中的约束问题

照护人员也需要在法律层面了解和认识有关于约束问题及相关法律知识，在社会与照护实践层面认识约束问题的相关背景定义及现阶段有效而实际的预防措施，从而达到减少或杜绝有关约束的相关行为。

（一）约束的定义

身体约束是指运用人工方法或者借助于机械设备将个人的身体联结到相邻的物体上，从而使身体不能轻松地移动，这种约束使身体失去了活动的自由和正常的移动功能，使用的约束品包括夹克式的背心、圈带、被单、绳索及约束椅等具有约束作用的物品。身体拘束的具体行为：

1. 为了不让老人徘徊，将他们的躯干或者四肢用绑束物捆绑在轮椅、椅子或床上（图11-2-1）。

2. 为了让老人不从床上滚下来，将他们的躯干或四肢捆在床上。

3. 为了不让老人拔掉点滴、鼻管等管道类，捆住四肢，或者限制手指的功能。

4. 为了防止老人从轮椅上滑下来，或者从轮椅上站起来，我们使用各种束带，将老人固定在轮椅上；包括将桌子堵在轮椅的前方，不能动弹。

5. 将有能力站立起身的人，用特殊的椅子去抑制他的站立。

6. 为了减少老人为我们带来各种麻烦，将他们的躯干或者四肢用绑束物捆绑在轮椅、椅子或床上。

7. 为了让老人安静，过度地给他服用精神类药物。

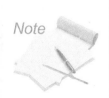
Note

8.将老人关在他不能自由出入的居室内，进行隔离（图11-2-2）。对于失智症老人来说，"不行！""等一下！"等言语，强制性的时间管理，强制性的行为管理，也是一种身体约束。

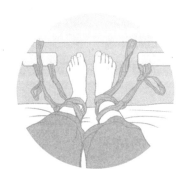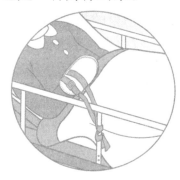

图 11-2-1 身体约束

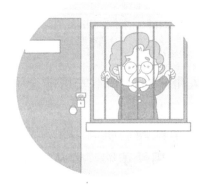

图 11-2-2 老人被锁在房间里

（二）有关约束的法律知识

精神卫生法第四十条规定，精神障碍患者在医疗机构内发生或者将要发生伤害自身、危害他人安全、扰乱医疗秩序的行为，医疗机构及其医务人员在没有其他可替代措施的情况下，可以实施约束、隔离等保护型医疗措施。世界卫生组织对于保护性约束的实施提出了如下的建议：

1.只有当约束和隔离是唯一能防止患者直接或间接的自伤或伤人的行为的方式时，才可允许使用。

2.隔离和约束必须限于最短的时间内使用（持续数分钟或数小时）。

3.一段时间的隔离结束之后，不应立即再次使用该措施。

Note

4.必须持续、主动和一对一地与被隔离或约束的患者保持接触，而不是消极地进行监控。禁止将隔离和约束作为惩罚或方便工作人员的手段。

5.使用约束的规定如下：

（1）应由合格的精神卫生从业人员批准；

（2）精神卫生机构应具备足够的设施和条件可以安全地实施该程序的资格；

（3）隔离和约束的原因、持续时间以及为尽快终止该手段而采取的治疗措施均应由批准实施隔离和约束的精神卫生专业人员记录在患者的临床病历；

（4）所有的约束操作均应记录在专门的登记簿中，以供符合机关审查；

（5）对患者实施约束时，须立即通知其家属和监护人。

（三）约束可能会对失智老人造成的影响

因约束给失智老人带来恐慌和不安可能会引发安全因素。

1. 身体方面的危害

长期约束会使得关节僵硬、肌肉力量减弱，从而带来身体功能低下，常常会出现肌肉失用性萎缩、臂丛神经麻痹等症状。同时压迫部位的压疮发生概率也会大大增加。约束带使用不当时，还有可能导致胃部挤压受伤以及窒息状况的出现。此外，食欲的降低，心肺功能低下以及抵抗能力弱化的情况也很常见，容易出现感冒、尿路感染等疾病。并且因约束还会引发由于强行下床而跌落、用力挣脱束缚而跌倒、跟轮椅一起摔落等意外事故。

2. 精神方面的弊端

由于身体约束是抑制他本人意思行为的表达，所以，他们很容易产生受到屈辱的感受，会很愤怒或有消极的情绪反应。这将会使失智症的症状加重，带给老人精神上的痛苦，比如愤恨、羞耻、沮丧等情绪，这侵害了入住者的尊严。

长期使用约束还会导致失智老人精神抑郁及对照护员产生对立情绪，增加照护过程中的反抗行为，增加了照护的难度。同时对家人也会产生精神上的打击，让家人觉得有愧于老人，后悔不该送到

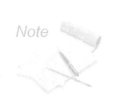
Note

机构来。轻易地实施身体约束也会让照料人员的士气下降从而影响到照护质量。并且，长期身体约束会使得人们容易产生对养老机构的不信任感，从而形成偏见。

（四）约束问题的社会共识及在其他国家的借鉴

目前，在我国，普通社会对养老机构的约束还处于一种相对宽容的状况，认为约束是保障老人安全的一种手段。在很多养老机构内，身体约束比较司空见惯。

随着社会的发展，越来越多的研究表明，身体约束为能力低弱的老人带来的危害极其严重，欧美及日本在 20 年前就开始提出废除身体约束的做法，并一直实施至今，得到了良好的效果。日本厚生劳动省在 1999 年 3 月 31 日颁布《指定介护老人福祉机构、指定介护疗养性医疗机构营运准则》中，增加了禁止身体约束的规定。老人保健设施的人员、设施以及设备运营相关基准规定中指出，除使用者因生命或是保护身体不得不的紧急状况外，不得执行限制使用者行为的约束。在进行相关约束时，必须要记录当时的状态、时间、入住者当时的身心状态以及无法避免的紧急措施的理由。并由于身体约束的废除，研发出了很多新的技术以及福利产品，以保障身体约束废除后的老人身心安全。

近年，随着国内养老行业的发展，越来越多的养老机构开始重视身体约束的问题，不少养老机构开始尝试着减少身体约束，用更人性化的手段为老人提供服务。虽然，目前还没有形成一个普遍的共识，但减少身体约束已经成为了一个趋势，这将推动我国养老技术及设备的发展，为我国的养老行业的更进一步发展起到积极作用。

（五）关于"约束"的机构认识及措施

现在很多养老机构在进行身体约束时，一般都会事先得到家人的同意，签订告知书。但是在实施身体约束之前我们是否进行了充分的探讨，是否寻找了其他的替代方式，这个我们也需要向家人解释、说明。

老年人，特别是失智老人，随着时间的推移，病情的发展，身心功能的低下是一个自然的趋势。由此，事故发生的风险也不断增加。我们常常会希望"老人的尊严"与"老人的安全"能够100%

Note

都实现，但两全状态基本是不可能的。例如，如果我们把老人捆在床上或轮椅上，表面上看起来是防止了摔倒，预防了骨折等事故的发生，但是，在我们看不见的地方，老人的自由被剥夺了，身体功能也逐渐退化，身心两方面都承受着很大的痛苦。即使在很短的时间内对高龄人实施身体约束，有时也会带来他们的食欲低下，引起脱水，还容易引起褥疮。四肢关节也变得僵硬，肌肉力量迅速下降，容易导致卧床不起。当他们的活动范围变得极为狭小的时候，心肺功能也会随之低下，对各种传染病的抵抗能力降低，肺炎成为了很大的风险，尿路感染也是常常并发的一个状态，经常处于反复发炎的状况下。其结果是加速了老人的衰弱，促进了他的死亡进程。失智老人由于身体的约束会有激烈的反抗，慢慢精神上就会出现荒废的状态，很容易失去生存的欲望。但当我们不对老人进行身体约束，他能够自由行动的时候，由于身体状况的不稳定，也会有跌倒的风险。因此，不承担一定的风险，我们就无法维护好失智老人有尊严的生活，这也许是人类的命运。另一方面，家人有时候也会有"安全"视角，希望机构实施捆绑来抑制老人的活动。虽然我们能理解家人的心情，但是，我们还是需要站在"老人自己会怎么想的"的立场上去考虑约束行为。如果我们只根据工作人员或者家人的需求去考虑的话，很多时候是无视了老人本身的尊严与痛苦。作为照护人员，我们需要将老人看成是一位有区别于家人的"另外一个人格"去考虑，我们需要为老人们代言并维护他们的权益，即使家人是他们最亲近的人。

实际上，养老机构工作人员很大一部分并不是想约束老人，常常是因为"害怕发生事故"、"害怕家人会投诉我们不安全"、"人手不够"等理由实施约束行为。因此，对于"约束"问题，我们也需要征得家人的理解，与他们一同探讨在现实的照料现场应该如何消除约束，尝试一些非约束的方式。如果家人仅仅是作为"客户"的立场来要求我们，主张他们自己的权利的话，这个问题是无法解决的。家人需要有一定的觉悟，发挥一定的作用，与养老机构的工作人员一起去面对这个问题，才能有解决的可能。

当我们需要实施约束时，首先要确认入住者是否存在以下状况，以分辨是否需要进行身体约束。但实施之前我们必须再三探讨一下，

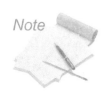

Note

是否除了身体约束，我们已经没有其他办法了。同时，还需要保证这种紧急的身体约束或行为限制只是一时的措施，我们需要为尽快解除约束而努力。当老人：

1. 有自杀企图，或者自伤行为很严重，非常紧迫的情况下（紧迫性）；

2. 多动或不安稳状态非常严重时（紧迫性）；

3. 有其他精神症状，如果我们置之不理的话，会危及入住者的生命危险的时候（紧迫性）；

4. 除了身体约束之外没有其他照护方式可以应对其状态（非代替性）；

5. 身体约束为一时的行为（一时性，高龄者最长不能超过一个月）（暂时性）。

实施身体约束时，我们需要充分理解与了解身体约束带来的危险性，在此基础上进行实施。实施时，除了紧急情况之外，我们都需要进行小组讨论，并将讨论内容进行记录；对本人及家人就实施目的、理由、时间长短等尽可能详细地说明解释。在实施过程中，要充分地观察、讨论，及时地发现状况改善的苗头，尽早实现约束的解除。

为了防止身体约束，我们需要充分理解为什么不能实施身体约束。身体约束会让失智症状迅速恶化，接下来，照护工作的难度也会加大，身体约束只是将问题解决拖延，并不是一种良好的解决问题的方式。症状恶化、照护难度加大，就利益关系来说，我们也知道身体约束不是一个好的方式。为此，对于代替方案，我们需要发挥各自的智慧进行探讨，尽量采取非身体约束方式。

第三节 失智老人照护员的权益保护

失智老人照护是一项长期而又艰巨的工作，有调查表明，失智照护所需要实施的照护时间是一般照护的 1.95~2.57 倍。而且，照护过程中，失智老人会出现各种状况与现象，与他们之间的人际关系以及沟通、互动是一个较难以常规状态去处理的，甚至一些时候

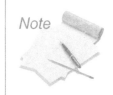

Note

还要受到言语、肢体上的侵犯。而很多时候，这些侵犯也是失智老人的一种意识表达，当我们不能很好理解和面对的时候，很容易产生焦虑、急躁、不知所措等心理状态。因此，失智老人照护人员比一般照护及失能照护者要承受更大的压力。学习失智照护中压力的来源及对策和有关在失智照护中的权益问题，从而有效科学地在工作中远离职业伤害。

一、失智老人照护员的压力

（一）身体上的压力

人们常常会认为老年人照护工作只是排泄、吃饭、洗澡、翻身等工作，是以中年妇女为主要劳动力的职场。其实，搬运老人的工作比我们想象得更多，要照料比我们体格更大的老年人，其实是一个力气活儿。主要的肉体上的压力为：腰痛、头疼、肩膀痛等。在照护现场，很多照护人员常常会感到腰痛。长期的肉体疲劳，加上不正确的照护移动方式，慢慢就会出现腰痛，而且不断地恶化。

照护员经常需要移动老人，每天不断地重复着起床、坐轮椅、上厕所、洗澡等工作，特别是当失智老人的身体无法配合我们实施照护时，我们很难用正确的照护移动技术去实施搬运，很多时候，都是用我们自身的力量去硬搬老人，这对腰部产生了很大的负担。此外，照护人员都是抱着"决不能让老人摔跤"的念头在对老人实施照料，所以，这个精神压力也是很大的。

另一方面，不规律的工作时间使得我们的身体不能得到很好的休息，容易引起疲劳的积蓄。照护现场的工作是 24 小时全天的工作，一般机构都采用二班倒或三班倒的倒班制度。

有的机构还有"待班"制度，虽然进入休息时间，依然需要随时接听电话，准备出班。

（二）精神压力

照护现场感到压力的另一个部分是精神上的压力。从实际现场工作的照护人员的经验来看，失智照护员承受的精神压力要远远大于其他照料者。

失智老人的行为问题（BPSD）对照护工作带来极大负担，特别

Note

是失智老人表现出来的非合作性的态度及暴力性的行为等，对照护人员带来很大的心理压力，很多时候还会引起与老人之间关系的恶化。由于失智症疾病的特征，与老人的沟通与交流常常是很有挑战性的工作，很多时候不能很顺畅地进行，也为照护人员带来很大的压力。

遭遇"抗拒照护"是失智老人照料中常见的现象，这种状态下，照护人员心理上的压力非常之大，甚至很容易影响到之后的照护工作质量。当抗拒照护行为发生时，照护人员常常会有"郁闷"、"不安"、"愤怒"、"紧张"、"混乱"、"无力感"等心理状态的产生，很容易出现"自责"、"罪恶感"、"自我否定"等心理反应，有时候，这些心理反应会将出口的矛头指向失智老人，或者指向照护者本身，这都是一些非常影响照护质量的因素。

（三）工作环境本身带来的压力

目前照护现场一个很重要的问题是，现场常年处于人手缺乏的状况，此外由于经营管理等原因，很难配有足够的照护人员，所以，现场人员一直处于被工作追赶的疲惫状态。加班、照护技术的过度期待、责任的强加等也常常发生，由此给照护人员带来的心理压力很大。

另一方面，老年人照护过程中存在着各种风险，当没有充足的教育与培训时，事故发生的可能性很大，随时要保障老年人安全的职责也使得照护人员倍感压力。

在现代社会里，我们接触到家族内的长辈机会较少，面对老年人死亡过程的机会也比较少，老年人的病情慢慢恶化，衰老不断加深，连吃饭、喝水也逐渐困难起来，面对这个历程，很多照护人员一开始比较害怕，精神上的压力很大。之后，即使经历了很多，还是有不少照护人员有很大的无力感和虚脱感，精神上的压力依然很大。这个照护过程跟其他照护工作有所区别，照护人员需要意识到"死亡"这个结果，进行专业的照料。并对其慢慢地正确接受"死亡"结果做出努力。

（四）人际关系压力

有人工作的地方就一定存在人际关系，而失智老人照护工作的

Note

一个特点是，在照护者与被照护者之间，利用人际关系的建立去实施照护工作。因此，对于照护人员来说，人际关系的压力有两个部分，一个是"照护方内部之间的人际关系"，另一个是"照护者与被照护者"之间的人际关系。

照护一线的工作人员大多数是女性，而且中年女性比较多，各自的经历不太相同，性格也不大相同，有时候还会有小的帮派，容易产生矛盾。此外，由于人员不足，任何一位照护人员的休息或缺勤都会给其他照护人员带来很大的负担，由此产生的人际关系的矛盾也是很常见的。

失智老人照护工作中，每天都会有不少沟通不顺畅的时候，若按照失智老人的节奏去完成我们所规定的工作，常常会缺少沟通的时间，故而有时候是抗拒照护，有时候还会有暴力倾向的言语或行动，对于这种状态下的老人，我们依然要求照护人员要温和，微笑着接触与面对。

不管是照护人员之间，还是照护人员与老人之间，我们都要求大家要面带笑容去展开服务，照护人员的情感是不能够表露出来的，这使得很多照护人员将自己的情绪压制在内心深处，长期以往就将造成很大的精神压力。

（五）社会压力

当下照护工作作为一个职业并没有得到广泛的尊重与认可，社会地位相对不高。大家都认为是伺候人的工作，而且很脏、很累。另一方面，繁重、复杂的工作内容也没有很好地反映到收入上面，常常让照护人员感受到社会性的生活压力。而各职种在养老机构工作的收入普遍低于在其原有职场的收入，这也是影响养老服务发展的一个因素。

二、失智老人照护员的压力应对

失智照护者的压力不仅仅涉及其自身的身体健康，很大程度上也对照护质量产生了很大的影响。这些压力并不完全都是一些不好事情，通过这些压力，我们可以了解到我们自身对工作地状态正在进行对应及反映，提醒我们需要对现状进行改变，需要及时地采取

Note

对应措施以改善现状，不然，就会影响到我们个人自身的健康，还会对现场运营带来很大风险及阻碍。没有压力的职场是不存在的，对于这些压力，我们需要从两个层面采取相应措施，以保证照护人员能够良好地应对压力，顺利地展开照护服务。

（一）机构层面的对策

照护人员的各种压力对于养老机构来说，是一种很大的风险与隐患，我们需要多方面采取措施，对照护人员减缓压力进行帮助与协作，从机构层面进行各种干预，主要内容包括：

表 11-3-1 机构层面的对策

1.	加强照护人员实践能力提高的教育，定期进行研修
2.	实施提高职业道德的研修
3.	对养老机构的经营理念及照护的方针进行反复的说明
4.	完善预防事故以及意外的应对体制
5.	对于出现的问题，让大家一起参与讨论与面对
6.	对照护人员的能力进行评估，并将评估结果反映到教育与指导内容里
7.	有意图地实施提高能力的工作安排
8.	将照护人员的能力与工资挂钩
9.	实施预防照护事故、预防职业伤害等相关内容的讲座
10.	引进专业的福利设备与设施，以减轻照护人员的生理、心理负担
11.	制定指导者制度
12.	设定与上司面谈的机会，充分听取每位照护者的心声
13.	听取照护人员对工作时间的期望
14.	录用时，对工资、工作时间进行充分的说明
15.	定期实施健康检查

（二）个人层面的对策

失智老人照护工作是一个比较容易感受到压力的工作。如何处理压力是我们需要面对的一个问题。保证心理健康的生活习惯，包括保证睡眠时间。睡眠不足会增强疲劳感，带来情绪不安，降低人的判断力。减少压力是需要周围的帮助和环境整理的。最重要的是我们自身要提高应对压力的能力，这包括：

Note

表 11-3-2 个人层面的对策

1.	对压力这个概念有正确的认识
2.	正确、准确地把握自身压力状态，找到合适自己的减压方式，并实施
3.	对于事物乐观而又现实的看待
4.	拥有表达自我的手段
5.	在职场内找到一个可以倾诉的人
6.	转换心情，发散压力
7.	有效地使用闲余的时间
8.	养成合理平衡的健康生活习惯等

压力如果一直搁置的话，会引起各种身体症状和神经症状以及精神症状（忧郁等），如果心情长期处于低迷状态的话，还是有必要寻求心理医生的帮助。

三、失智老人照护员的权益

随着整个社会高龄化的发展，失智老人的数量将会越来越多，专业失智老人照护人员的需求越来越大，更多的人将从事相关工作。失智照护人员将严格遵循相关职业伦理及职业素养的要求，提供专业性的服务。同时，我们还需要对失智照护人员自身的合法权利及权益给予保障，加强法制观念，以确保照护工作的安全与尊严。

（一）照护人员有权要求合理的工作时间安排以保障自身的健康及私人生活

由于照护一线一直处于人员缺乏的状态，很多时候照护人员被迫从事长时间的持续劳动工作，这将严重损害照护人员的身体健康，并影响到其正常的私人生活。

（二）照护人员有权拒绝老人及家属的不合理要求

由于对失智症的普及教育还不足够充分，有些时候，家属会认为老人的需求需要无限的满足。这时，我们需要从专业角度对状况给予充分的解释与说明。对于我们无法提供的服务予以拒绝，以保障照护工作能够正常进行。

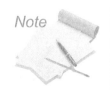

Note

（三）照护人员有权获得老人及家属的尊重与理解

失智照护工作是一项艰巨的工作，需要极大的耐心与耐力，同时还需要有专业的技术与知识。我们有权利获得人们的尊重以理解，以保障持续性的实施照护工作。

（四）照护人员有权获得教育、培训的机会，并有权要求获得支持

失智照护的技术不断在开发与研究，为了更好地为老人提供服务，保障他们的生活质量，照护人员有权要求获得教育与培训的机会，以提高自身的职业能力。同时，在感受到能力不足时，我们也有权对外界提出支持的要求，与相关人员共同为失智老人的生活提供安全、确切的保障。

（姚慧）

第十二章 个案研究

　　本章分别从社区照护（个案一）与老年公寓（个案二）各选取一个案例，解析 DICE 模式（图 12-1）在失智照护中的应用。照护团队重点展示了个案描述、评估、问题分析、明确照护重点、制定与实施照护方案以及持续评价照护效果等动态过程，有助于读者了解如何从生物—心理—社会模式来理解失智老人的行为问题，并在资源有限的情况下，为老人提供力所能及的照护支持。

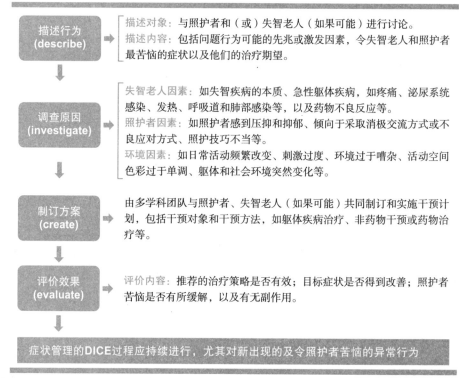

描述行为 (describe)

描述对象：与照护者和（或）失智老人（如果可能）进行讨论。

描述内容：包括问题行为可能的先兆或激发因素，令失智老人和照护者最苦恼的症状以及他们的治疗期望。

调查原因 (investigate)

失智老人因素：如失智疾病的本质、急性躯体疾病，如疼痛、泌尿系统感染、发热、呼吸道和肺部感染等，以及药物不良反应等。

照护者因素：如照护者感到压抑和抑郁、倾向于采取消极交流方式或不良应对方式、照护技巧不当等。

环境因素：如日常活动频繁改变、刺激过度、环境过于嘈杂、活动空间色彩过于单调、躯体和社会环境突然变化等。

制订方案 (create)

由多学科团队与照护者、失智老人（如果可能）共同制订和实施干预计划，包括干预对象和干预方法，如躯体疾病治疗、非药物干预或药物治疗等。

评价效果 (evaluate)

评价内容：推荐的治疗策略是否有效；目标症状是否得到改善；照护者苦恼是否有所缓解，以及有无副作用。

症状管理的**DICE**过程应持续进行，尤其对新出现的及令照护者苦恼的异常行为

图 12-1 DICE 模式制定与实施

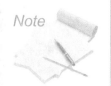

Note

个案一

一、个案描述

失智老人，男性，72 岁，编剧，阿尔茨海默病。近期记忆力明显减退，远期记忆力保存较好，反复询问日期，有幻觉，经常诉说邻居到家偷东西，曾到家门口堵住邻居进行质问。对于自己的作品非常关注，喜欢在家写作，仍然坚持创作，并且希望出版。生活自理能力完好，但对自身形象管理较前有所退步，原来十分注重仪表，穿衣服非常讲究，现在不愿意换衣服，脏了也不换。年轻时起就不会做饭，主要吃食堂，老伴虽然也退休了，但还有部分社会工作，想请个照护员到家做家务，老人坚决不同意，认为是资产阶级腐朽思想，不符合共产党员的标准。

女儿经常回家看望父母，对于父亲的变化难以接受。过去的父亲是一位温文尔雅的谦谦君子，现在变得我行我素，不讲道理。女儿会对父亲进行劝说，说："您现在记忆力不好，要听妈妈的话。"往往引起老人暴怒。老伴与老人进行沟通时通常以失败告终，甚至会引发老人出现打人等激越症状。

二、评估（认知功能、日常生活能力、照料者负担）

1. 认知功能：简易精神状态检查量表（MMSE）

总分 20 分，阿尔茨海默病早期，时间定向力差，地点定向力减退，近期记忆力下降明显，注意力和执行力减退。

2. 日常生活能力

Lawton 工具性日常生活能力评估量表：5 分，轻度依赖；

Barthel 指数 95 分，日常生活活动能力保持较好。

3. 照料者负担：Zarit 照料者负担问卷，家属得分 45，属于高护理负担。

Note

三、主要照护问题

1.家庭照护者对疾病的特点了解不够，造成沟通交流方式不妥当，经常引发冲突。

2.老人有幻觉、找不到东西时怀疑被窃。

3.过往经历对老人生活的影响比较突出。

4.家庭照护者希望解决聘请居家照护员的问题。

四、照护策略

1.向照护者介绍阿尔茨海默病的相关知识，帮助其深入了解失智老人出现精神行为症状背后的原因。

2.改进沟通交流的方法，对老人的记忆力问题不否认，但也不正面评价，而是说"您的记忆力没有年轻时那么好了"。

3.面对不断重复询问日期的情况，保持耐心，每一次都像第一次听到那样去回答；准备大字版的日历或提示版，每天由老人来更换变化的部分。

4.对失智老人讲述的"邻居偷盗"行为，首先要表示理解，顺着老人的思路进行询问，比如"进来偷东西的人是男是女啊？""穿什么衣服呢？""家里丢了什么吗？"询问时需要主要照护者在场，过程中注意老人表达的信息。

5.喜欢写作的行动应该鼓励，认真阅读老人的作品，赞扬老人写得好，对其中的错误要"视而不见"。对于作品的出版要与老人仔细沟通，了解他的想法。

6.因为老人是离休干部，跟老人解释："配备家政服务员是单位对老同志的关心，是一种待遇。服务员到家干活儿是组织安排的，也是她的工作，需要咱们配合。作为老党员，得听指挥。"思想工作做通后，家人为照护员制作了一个工作证，每天持证上岗。

五、实施效果

老伴和女儿了解了失智老人的照护理念、沟通技巧、应对策略后，在照顾过程中学会了灵活应用，遇到问题时也能创造性地采取应对措施。目前老人与家人相处融洽，经常一起出去游玩，看到照

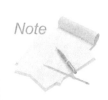
Note

片中老人灿烂的笑容，大家都非常欣慰。

六、回顾与分析

同住一个大院的老同事对该老人的情况并不了解，当老人说单位给配备了家政服务员时，老同事进行了反驳，引发了老人的激越行为（大吵大闹）。与老同事进行了交流，请单位老干办出具书面证明，每次老人说起此事就给他看证明，半个多月才平息。

由此感到公众对失智症的了解太少，不能理解老人的行为表现，对老人和家属也缺乏理解。未来要继续加强公众教育，疾病知识宣传，提高大众对失智症的知晓程度，共同创建失智症友好化社会。

（案例提供：龚梅）

个案二

一、个案描述

101号房间住着行动自如的李老和拄着拐杖可以缓步行走的王爷爷。

一早李老在照护人员查房时悄悄地说："老王最近每天自己嘟嘟囔囔，听不清说的啥，吃饭沥沥拉拉，今天早上还把裤子当上衣往胳膊上套，我告诉他那是裤子，才穿好衣裤。我知道他患有失智症，我会帮你们看着他。"照护人员微笑着谢过李老，并告诉李老，王爷爷住在这个房间5年了，让他生活在自己熟悉的环境里比较好，尽量和大家在一起过正常生活，如果有异常行为，您及时告诉我们。

中午，照护人员看见王爷爷在楼道里来回地走动，忙问："王爷爷怎么不回房间睡午觉啊？""我还没有吃饭呢。""刚刚不是吃过吗？""他们没发给我，我看见他们往菜里放药，不能吃。""啊，我记得您参加的绘画组下午有活动啊，休息好了才有精神，我们先回房间休息会儿吧。""对，对。哎，你看这地上怎么那么多蚂蚁啊，我踩、踩、踩。"边说边跺脚。"好好，我来扫，您回房间吧。"王爷爷径直走向105房间。照护人员连忙过去，"王爷爷走这边，

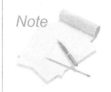

Note

看门口放着您养的'文竹'的房间才是咱们的房间。""对，对。"

晚睡前，李老找到照护人员，"老王在屋里来回地走，还在阳台尿尿。我劝他睡觉，他用拐棍使劲戳地，说粗话，还说我就是想趁他睡觉偷他东西。" 照护人员安慰了李老并随李老来到房间，为王爷爷泡脚后，把他喜欢的"熊宝"放在他怀里，看护他睡着才离开。

二、评估

使用智力评估采用简易智能量表（MMSE)及日常生活能力评估量表（ADL）对老人失智程度及自理能力进行评估。老人属于中度失智症。

三、问题分析

分类	临床表现	存在问题
日常生活能力	吃饭沥沥拉拉 裤子当上衣往胳膊上套	自理能力下降（吃饭穿衣）
记忆与认知	吃过饭说"我还没有吃饭呢"	记忆力障碍
	自己嘟嘟囔囔	语言功能障碍
	裤子当上衣往胳膊上套	判断力下降
	王爷爷住101房间，径直走向105房间，在阳台尿尿	地点定向障碍
	晚上在屋里来回地走	睡眠障碍
行为问题	中午在楼道里来回地走动	游荡行为
	劝他睡觉，他用拐棍使劲戳地，说粗话	骂人及攻击行为
精神症状	说李老就是想趁他睡觉偷他东西	被窃妄想
	"我看见他们往菜里放药，不能吃。"	被害妄想
	"这地上怎么那么多蚂蚁啊，我踩、踩、踩。"	幻觉

Note

四、主要照护重点

针对王爷爷的失智症状，应加强以下几方面的照护工作：

（一）安全照护

1.预防跌倒：穿合身的衣裤，合脚的鞋；保持活动区域平坦、无障碍物、无水渍；床铺高矮合适；必要时，行走应挂杖或专人陪护等。

2.预防走失：佩戴标识，易于辨认或随身携带可寻觅踪迹的电子产品；电梯、出入大门进行有效伪装或安装电子门锁；活动区域尽量大，制成封闭环形结构等。

（二）生活照护

鼓励老人自己进食、穿衣，及时更换弄脏的衣裤，提醒穿着衣裤的方法，必要时给予协助；定时提醒老人如厕，并将卫生间图标放大，易于辨认；促进入睡，根据老人习惯、喜好等采取相应措施，如睡前泡脚，怀抱能够使之安心入睡的布偶等。

（三）认知训练

针对记忆力、定向力、视空间障碍等方面，采取在日常生活中看护指导训练及有针对性的康复训练方式。

（四）精神行为照护

以老人为中心，以尊重、理解、宽容的态度，对老人认定的"事实"，不争辩，不否定，采用"好朋友"照护法，提供帮助，满足失智老人身心需求，减少或去除精神行为问题诱因。

五、干预方案制订

干预方案制订原则应以人为本，具有安全性，做到个体化、连续性。干预方案应随时间推移、干预效果有无改善及评估出现新发状况而不断修订、更新。

照护人员实施干预方案时，应始终保持尊重、理解、宽容的态度，达到改善老人机能，改善认知，保持独立生活能力的目的。

根据老人实际存在的各类问题，在老人能够接受并且执行能力范围内，制订综合康复干预方案，即记忆训练、注意力训练及认知

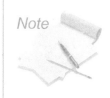
Note

训练等。最大限度保持现有能力，参与社会活动。

101 房间　王爷爷　失智干预方案

评估存在问题	目标	干预措施
自理能力下降 （吃饭穿衣） 睡眠障碍	1.增强肌力 2.缓解紧张 3.提高认知	1.参与集体健康操，（坐位）1次/天 握力训练15分钟/天 2.最后发饭给王爷爷，感知和大家一起吃饭，避免先吃完忘记。饭碗碗底粘贴防滑垫，减少移动 3.看护穿衣、进餐，给予提醒和协助 4.温水泡脚，尊重爱好和习惯
记忆力障碍 语言功能障碍 判断力下降 （失认） 地点定向障碍	1.改善即刻记忆 2.改善短期记忆 3.改善语言表达能力 4.认识自己房间、卫生间	1.记日记—记录"重大"生活事件 2.房间、卫生间等粘贴明显标识或放置老人熟知标记物。 3.认知图片训练（帮动物找回家）——"无错学习法"星期一、星期三/周 4.参加歌唱组 星期二、星期四/周 5.绘画活动　星期五/周
游荡行为 骂人及攻击行为	行为问题无加重	1.去除诱因 2.保持冷静，适当回避（离开）和忽略 3.安抚，转移话题，转移注意力
被窃妄想 被害妄想 幻觉	精神症状无加重或减轻	1.倾听和理解，去除诱发因素，解除老人担心 2.不争辩、不否定 3.转移注意力

六、照护实施过程

（一）全员培训与宣教

对参与失智老人照护服务的人员进行失智症相关知识培训，掌握引发失智症的相关因素、症状、疾病特点、照护方法以及照护者如何做好自我身心照护等；对全体老人进行"失智症"老人的临床表现、神经精神症状以及融洽相处技巧的宣教，形成关爱帮助身边"糊涂仙"的氛围。

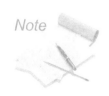
Note

（二）关注生活起居，适时帮助

1. 穿衣：加以关注和适当提示。晚间协助将衣裤折叠整齐，按照穿衣顺序放置。

2. 进食：每次发饭时，最后发饭给王爷爷，使其感知和大家一起进餐，避免先吃完忘记。进餐时，协助围上围裙，饭碗碗底粘贴防滑垫，避免饭碗移动，减少饭菜遗撒，污染衣裤。

3. 排泄：卫生间图标放大，易于辨认。定时及发觉老人有寻找卫生间迹象时，及时提醒老人如厕。

4. 助眠：了解、尊重老人爱好和习惯。睡前协助王爷爷温水泡脚，增加舒适感，怀抱能够使之安心的布偶，促进睡眠。

（三）安排老人参与集体健康操、歌唱组、绘画组活动以及握力训练，增强体质并增加社交

（四）记忆和认知训练

1. 生活中设立日记本，避免"大事"遗忘以及某些问题重复询问。

2. 居室门口放置失智老人喜爱的植物盆栽，方便找到"家"。

3. 认知图片训练、唱歌记忆歌词，及时给予赞美和鼓励，增强自信心，不断提高记忆力和认知能力。

（五）行为问题处理

1. 查找引发行为问题的诱因，去除诱因。例如同室李老劝其睡觉，引发不满，可以让李老暂时离开，由王爷爷信赖的照护人员协助其泡脚，看护入睡。

2. 保持冷静，不评价不当行为，满足老人实际需求。例如忽略王爷爷对同室李老的不友好态度和行为，并且不予评价。把王爷爷喜欢的"熊宝"布偶放在他怀里，满足安全感的心理需求。

3. 转移话题，转移注意力，使用恰当的方式和说话技巧给予老人安抚。例如王爷爷中午在楼道内来回走动，说中午没吃饭，照护人员说："啊，我记得您参加的绘画组下午有活动啊，休息好了才有精神，我们先回房间休息会儿吧。"把王爷爷思维带回到下午的活动上。

（六）精神症状应对

例如王爷爷说："你看这地上怎么那么多蚂蚁啊，我踩、踩、踩。"

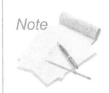

Note

边说边跺脚。照护人员直接说："好好，我来扫。"

1.不责怪、不争辩、不否定。对老人主诉的"事实"表示认同并积极协助处理。

2.倾听和理解，去除诱发因素。照护人员主动说去清扫地上的"蚂蚁"，解除老人的担心，惊恐。

3.转移注意力。将老人从自我世界里拉出来，转移到现实生活中他喜欢的（绘画、唱歌）事物上来。

七、照护结果分析与讨论

（一）照护结果

王爷爷自确诊为失智症至今，历经1年时间，按照制订的干预方案进行照护，每季度采用简易智能量表（MMSE）及日常生活能力评估量表（ADL）对老人失智程度及自理能力进行评估。得分无明显差异。老人能积极参加集体活动，生活基本自理，精神、行为症状无加重。

（二）分析与讨论

王爷爷1年前确诊为中度失智症。考虑到老人入住养老机构5年，对目前环境熟悉并认可，在确保安全的前提下，安排继续留在现住处生活。并针对王爷爷的失智症状，制订个体化、连续性的干预方案。通过实施，并认真及时记录，王爷爷失智程度未出现明显加重，干预措施有效。

（三）讨论

1.全员参与，关爱失智老人

不仅是照护人员要掌握照护失智老人的方法，还针对全院老人进行宣教，使老人们了解失智症相关知识，认识到失智症的常见症状和表现，做到不歧视、不羞辱，创造关爱身边失智症老年人，人人有责的良好氛围。

2.个性方案，切实可行

干预方案的制订，首先应充分了解老人的生活习惯、爱好、性格特点、失智程度以及适宜的沟通方式等。其次，从日常生活能力、认知功能及精神行为问题等方面进行全方位评估。最后，以老人为

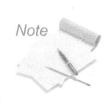
Note

中心，以评估出的问题为防控目标，制订出老人能够接受并遵照执行的综合康复干预方案。

3. 照护人员，自我照护

照护人员在执行照护工作时，应掌握对失智老人特殊的照护方法，尤其是对精神行为问题。照护人员实施干预方案时，应始终保持尊重、理解、宽容的态度，照护人员应理解老人的精神、行为问题是疾病所致，并非故意制造麻烦，更多是失智老人内心不安的反映，也有可能是实际需求因表达障碍未被理解和满足造成。时刻提醒自己以理解和接受的心态，给予回应。避免强行禁止、身体约束、服用镇静药物等，减少异常行为给老人及照护人员自身带来的双重困扰。

4. 需要进一步完善的方面

（1）家属配合，减缓记忆退化

亲情关爱是任何人无可替代的。本案例未涉及老人家属，原因在于老人家属每周末探望一次，无异于其他家属。但该老人为中度失智症，从渐进失去记忆方面考虑，应鼓励家属增加探望次数，使老人更多地感受亲情关怀，回忆从前，唤醒记忆，对失智干预应有一定效果。

（2）现无症状，及早干预防范

失智症在认知方面，初期表现为记忆力、注意力下降明显，计算力、抽象思维能力等方面都会逐渐下降，在某些能力下降尚不明显时，及早采取干预措施，予以防范。

（3）多学科团队协作，多种疗法选择

对于失智老人，照护是重点，但不限于此，医生、营养师、康复师、社工等多学科团队共同参与，音乐疗法、心理疗法、艺术疗法、园艺疗法等方法中，总有一种或几种方法更适合，因此采取综合治疗、照护，为老人量身打造适宜的干预措施，让老人在关爱与支持中保持最佳生活状态。

（案例提供：辛胜利）

（案例审阅：王华丽）

Note

参考文献

[1] 张曙，陈雪萍. 失智老人的照护现状 [J]. 中国老年学杂志，2013，12(33)：6328-6329.

[2] 同春芬，王珊珊. 国外 DFC 实践及启示 [J]. 西北人口，2017，38(5)：96-103.

[3] 姜敏. 人文关怀理念在精神疾病护理中的应用 [J]. 科技创新导报，2015，15：207.

[4] 王玉蓉，杨静. 老年痴呆症非药物治疗的研究现状 [J]. 现代医药卫生，2015，31(10)：1494-1497.

[5] 孙楚凡，杜娟. 老年痴呆症家庭照顾者的研究现状.

[6] 刘明婷. 人文关怀在养老护理工作中应用研究进展 [J]. 中国老年学杂志，2015，21(35)：6315-6317.

[7] 吴彦. 用科学的方法照护痴呆患者 [J]. 食品与健康，2015，11：36-37.

[8] 樊惠颖，李铮. 怀旧疗法在老年痴呆患者中的应用发展 [J]. 中华护理杂志，2014，49(6)：716-719.

[9] 胡慧秀，王志稳. 痴呆老人照顾模式及照料资源的现状 [J]. 中华护理杂志，2013，48(12)：1136-1137.

[10] 于宗河. 护理要从以疾病为中心转向以病人为中心 [J]. 中国医药管理杂志，1997，13(5)：263-265.

[11] Kitwood T. Dementia reconsidered: the person comes first[M]. Buckingharm: Open University Press,1997:135-139.

[12] 葛高琪，王晶晶，齐冲，等. 多感官刺激疗法在国外老年痴呆患者中的应用发展 [J]. 中国老年学杂志，2015，8：2069-2072.

[13] 郑真真. 人口老龄化与老年照料挑战 [J]. 人口与计划生育，2017，11.

[14] 一般社団　日本認知症ケア学会 編認知症ケア標準テキスト　改訂3版　認知症ケアの実際 I：総論　株式会社 ワールドプランニング　2013.

Note

[15] 一般社団　日本認知症ケア学会　編　認知症ケア標準テキスト改訂 4 版　認知症ケアの実際Ⅱ：各論　株式会社　ワールドプランニング 2013.

[16] 一般社団　日本認知症ケア学会　編　認知症ケア標準テキスト改訂 3 版　認知症ケアの基礎　株式会社　ワールドプランニング 2013.

[17] 一般社団法人　日本認知症コミニュケーシュン協議会　発行　認知症ライフパートナ基礎検定　公式テキスト　第 2 版　中央法規　制作・発売 2013.

[18] 編集：服部　英幸　著者：精神症状・行動異常（BPSD）を示す認知症患者の初期対応の指針作成研究班　BPSD 初期対応ガイドライン　ライフ・サイエンス社出版　2013.

[19] 贾建平. 神经病学, 第 7 版 [M]. 北京：人民卫生出版社, 2013.

[20] 贾建平. 中国痴呆与认知障碍诊治指南, 第 2 版 [M]. 北京：人民卫生出版社, 2017.

[21] 马莉, 柳学华. 精神科护理评估技术手册.

[22] 韩静, 郭桂芳, 刘宇. 痴呆患者精神行为症状的非药物管理研究进展 [J]. 中国护理管理, 2016, 16(11): 1556-1559.

[23] 刘家胜, 史战明, 谭小林, 等. 针对痴呆精神行为症状的照料者—症状—环境干预 [J]. 神经疾病与精神卫生, 2017, 17(11): 823-826.

[24] 唐秋碧, 周英, 杨芷. 阿尔茨海默病淡漠症状研究进展.

[25] 神经认知障碍精神行为症状群临床诊疗专家共识.

[26] 朱建南, 李坚, 耿德勤, 等. 综合性医院精神障碍患者谵妄状态的急诊处理, 中国急救复苏与灾害医学杂志, 2015, 10(6).

[27] Hansen E, Walters J, Howes F. Whole person care, patient-centred care and clinical practice guidelines in general practice[J]. Health Sociology Review. 2016;25(2):157-70.

[28] 郭振军, 赵玫, 吕晓珍, 等. 痴呆居家照料培训需求现状及影响因素分析 [J]. 中国公共卫生, 2016, 32(1): 108-12.

[29] 洪立, 王华丽. 老年期痴呆专业照护 [M]. 北京：中国社会出版社, 2014.

[30] Livingston G, Sommerlad A, Orgeta V, Costafreda SG, Huntley J, Ames D, et al. Dementia prevention, intervention, and care[J]. The Lancet. 2017.

Note

[31] Graff MJ, Adang EM, Vernooij-Dassen MJ, Dekker J, Jonsson L, Thijssen M, et al. Community occupational therapy for older patients with dementia and their care givers: cost effectiveness study[J]. BMJ. 2008;336(7636):134-8.

[32] Hill NT, Mowszowski L, Naismith SL, Chadwick VL, Valenzuela M, Lampit A. Computerized Cognitive Training in Older Adults With Mild Cognitive Impairment or Dementia: A Systematic Review and Meta-Analysis[J]. Am J Psychiatry. 2016:appiajp201616030360.

[33] 黄罗锦，吴若思. 老年痴呆症服务手册. 香港大学老年研究中心，2001.

[34] 香港圣公会福利协会. 从心出发——老年痴呆症全人照顾手册 [M]. 中国社会出版社，2013.

[35] 北京老年痴呆防治协会. 失智老人照护师 [M]. 北京：北京出版社，2018.

[36] 傅中玲，陈正生，欧阳文贞，等. 失智症照护 Dementia Care[M]. 华杏出版机构，2016.

[37] 李义庭，李伟，刘芳，等. 临终关怀学，2015.

[38] 宋岳涛，刘运湖. 临终关怀与舒缓治疗 [M]. 北京：中国协和医科大学，2014.

[39] 苏永刚. 中英临终关怀比较研究 [M]. 中国社会科学出版社，2013.

[40] 史宝欣. 临终护理 [M]. 北京：人民卫生出版社，2010.

[41] 史宝欣. 生命的尊严与临终护理 [M]. 重庆：重庆出版社.

[42] 胡维勤. 失智症老人家庭照护枕边书 [M]. 广州：广东科技出版社，2017.

[43][日] 清水允照，北村学. 老年痴呆症 生活史·症状·对策 [M]. 北京：人民卫生出版社，2010.

[44] [日] 小笠原祐次. 介護技術指導マニュアル，Vol.7，痴呆ケア，中央法規.

[45] 安娜克. 冯德普拉茨. 失智症的奇妙世界.

[46] 罗斯玛丽. 德雷斯. 和我们一起运动.

[47] Dröes, dr. Philip Scheltens & dr. Jos Schols. 更高的生命质量.

[48] 李适时. 中华人民共和国民法总则释义 [M]. 北京：法律出版社，2017.

Note

[49] 严俊，唐宏宇，谢斌，等. 中华人民共和国精神卫生法医务人员培训教材 [M]. 北京：中国法制出版社，2013.

[50] 廖金娥. 老年痴呆患者中约束和取代约束的护理进展 [J]. 当代护士，2011，(7)：12-13.

[51] 傅志蓉，沈军，杨萍萍，等. 痴呆老年人照顾着虐待行为的危险因素及预防 [J]. 重庆医学，2015，(30)：4295-4296

[52] 吴玉琴，台湾失智症者的权益维护与福利服务建言 [J]. 社区发展季刊，2010，(130)：185-191

[53] Kales HC, Gitlin LN, Lyketsos CG. Management of neuropsychiatric symptoms of dementia in clinical settings: recommendations from a multidisciplinary expert panel[J]. Journal of the American Geriatrics Society, 2014; 62, 762–769.

[54] Kales HC, Gitlin LN and Lyketsos CG. State of the art review: assessment and management of behavioral and psychological symptoms of dementia[J]. BMJ, 2015; 350, h369.

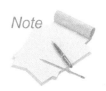

Note